AI+大健康

健康管理智能化赋能与产业重构

魏跃 赵艳华 魏吕川 著

中国商业出版社

图书在版编目（CIP）数据

AI+大健康：健康管理智能化赋能与产业重构 / 魏跃, 赵艳华, 魏吕川著. -- 北京：中国商业出版社，2024.5

ISBN 978-7-5208-2881-9

Ⅰ.①A… Ⅱ.①魏… ②赵… ③魏… Ⅲ.①医疗卫生服务—服务业—产业发展—研究—中国 Ⅳ.①R199.2

中国国家版本馆CIP数据核字(2024)第063250号

责任编辑：王　彦

中国商业出版社出版发行

（www.zgsycb.com 100053　北京广安门内报国寺 1 号）

总编室：010-63180647　编辑室：010-63033100

发行部：010-83120835/8286

新华书店经销

北京荣玉印刷有限公司印刷

＊

880毫米×1230毫米　16开　17.5印张　190千字

2024年5月第1版　2024年5月第1次印刷

定价：79.80元

＊＊＊＊＊

（如有印装质量问题可更换）

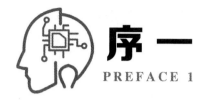

序一
PREFACE 1

　　由于社会进步和经济发展，使得人们生活节奏加快，生态环境遭到破坏，进而带来了疾病谱与医学模式的改变。WHO 在关于《迎接 21 世纪的挑战》报告中指出："21 世纪的医学，不应该继续以疾病为主要研究领域，应当以人类的健康作为医学的主要研究方向"。健康是人的基本权利，健康也是一切的基石。目前我国正在全力推进健康中国建设，人民健康素养和水平也日益提升。

　　未来十年，以人工智能、大数据、量子信息、生物技术等为主的新一轮科技革命和产业革命正在积聚力量，将会催生大量新产业、新业态、新模式，一定会给全球发展和人类生产生活带来翻天覆地的变化。

　　AI 技术是一场新的产业变革，正在深刻地改变各个行业。智能化带给大健康产业也是一次新的洗礼，从医疗诊断到健康管理，都在逐步实现智能化。我国正在全力推进健康医疗大数据应用、实施国家大数据战略、健康中国战略和数字中国战略等行动。当 AI 技术深度赋能大健康产业之时，也是中国大健康事业蓬勃发展之际。《AI+ 大健康：健康管理智能化赋能与产业重构》是一本大健康产业从业人员的智能化探索启蒙之书、实践之书，其理论联系实践的论述，令人耳目一新，对于 AI 运用的道、法、术都值得学习借鉴。

　　本书的亮点在于它从 ChatGPT4.0 时代背景出发，探讨了生成式人工智能 AIGC 如何引领大健康产业的变革。同时，本书还深入探讨了生成式人工智能 AIGC 在智能健康管理领域的应用和发展趋势，将人工智能 AI+ 健康管理专业、人工智能 AI+ 大健康产业垂直领域、人工智能 AI+ 健康管理＋大健康产业应用场景等方面多维度分别进行深度阐述，并尝试重新定义健康管理师等职业，重塑了健康管理智能化的变革与价值。

本书由资深健康教育专家、世健联创始人、北京世健联健商医学研究院院长、中国营养健康职业培训行业的开拓者魏跃，国家卫健委产业经济学博士后赵艳华与美国乔治城大学魏吕川三位作者携手共创。智能化发展是未来发展的必然趋势，这种趋势对于现有的职业与产业将产生颠覆性变革。而 AI 遇上大健康会碰撞出什么样的火花？本书为我们展示了"人工智能（AI 技术）＋健康管理（应用场景）＋大健康产业（产业应用）"的巨大潜力和产业价值，不但重塑了健康管理智能化的变革与价值，也为未来的发展趋势和挑战提供了深入思考和探讨。本书创新性强，实用性强，值得一读。

中国工程院院士　国医大师

中国中医科学院　名誉院长　张伯礼

天津中医药大学　名誉校长

2023 年 12 月于天津静海团泊湖畔

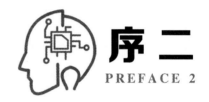

序二
PREFACE 2

大健康产业正面临前所未有的机遇与挑战。人工智能技术的崛起和飞速发展，为健康管理带来了全新变革。《AI+ 大健康：健康管理智能化赋能与产业重构》一书，正是在这样的背景下应运而生。它以独特的视角和前瞻性思维，揭示 AI 与健康管理相结合，赋能大健康产业所带来的革命性影响和大健康产业重构的巨大潜力。本书从 ChatGPT4.0 时代背景出发，探讨了生成式人工智能如何引领大健康产业的变革与重构。

本书开篇通过熟练掌握运用 ChatGPT 等人工智能工具，让 AI 成为医疗健康工作者的得力助手，实现了更高效、更个性化的健康管理服务。深入探讨了生成式人工智能在智能健康管理领域的应用和发展趋势，以及在大健康领域各种场景的应用。人工技术不仅能提高医疗服务的质量和效率，降低医疗成本，还能提升患者的体验和满意度。无论是在风险评估，还是在预防保健、慢性病管理、生活方式干预等多方面，人工技术均发挥了重要的作用。

同时，本书还重塑了健康管理师、心理咨询师、营养师等职业智能化后的变革与价值，对"人工智能＋医疗、人工智能＋养老"、"人工智能＋中医药"等大健康产业细分领域进行了深入探讨和研究。随着人工智能技术的不断发展，这些领域也正在经历前所未有的变革和重构。通过与人工智能技术的结合和应用，可实现更加智能化、更加个性化的服务与发展。书中展示了人工智能技术在各细分领域的实践和价值。这些内容不仅为读者提供了全视角立读，还为读者提供了很多实用的建议和启示。

此外，本书通俗易懂，语言简洁明了，对复杂的技术原理和应用场景进行了归纳和总结，使读者能轻松阅读和理解书中内容。同时，通过深入浅出的方式将"AI 健康管理＋大健康产业"的完美结合呈现给读者，为读者提供了一本既专业又易读的参考书籍。无论是医务工作者、健康管理师、研究人员、政策制定者，还是大健康产业相关从业者，都可以从这书中获得很多有益的信息和启示。

是为序。

中国工程院院士

美国医学科学院外籍院士

法国医学科学院外籍院士

2023 年 12 月 4 日

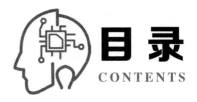

目录
CONTENTS

下篇　产业重构：大健康所有行业都可以重做一遍

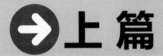

➡ 上 篇

职业赋能：AIGC重新定义健康管理

随着大数据和 AI 技术的迅猛发展，大健康产业正经历前所未有的变革。它犹如一颗携带巨大能量的巨石，投入这片既传统又平静的海洋，激起了层层涟漪。这种颠覆性的裂变，不仅重塑了整个产业的特性，更催生了许多新的职业模式。在这个 AI 时代，传统的健康管理从业者需要重新定位自己的角色和使命。是迎风弄潮，还是被时代浪潮所淹没？一切都在重新定义之中。然而当下最重要的，是用 AI 思维提升对健康管理的认知，抢占新的职业 C 位。这是每一个职业健康管理师在新时代下的新使命。

第一章　AIGC赋能医疗大健康：
智能化助力产业"换道超车"

第一节　人工智能在医疗大健康产业的商业模式探索

近年来，我国相继出台了一系列医疗健康人工智能发展政策与规划。医疗 AI 是 AI 技术在医疗领域的实践与发展，主要应用于智能图像识别、智能诊疗、智能健康管理、智能药物研发及机器人研制等方面。随着国家政策的持续发力，医疗 AI 研究快速发展，呈现出深度学习、跨界融合、人机协同、群智开放、自主操控等新特征。

1. 生成式人工智能（AIGC）商业落地应用对大健康产业的影响

人工智能是一种广义上的技术，它通过计算机技术和算法来模拟人类智能，包括机器学习、深度学习、自然语言处理等技术，从而涵盖了多个领域。人工智能可以从不同的维度进行划分，按其模型可以分为决策式 AI 和生成式 AI。

（1）生成式人工智能 AIGC 智能创作时代

AIGC 的发展历程可以追溯到 20 世纪 50 年代，当时的科学家就已经开始研究人工智能和自然语言处理。但随着计算机技术和人工智能技术的不断发展，AIGC 才逐渐成为可能。这种继 PGC、UGC 之后形成的、完全由人工智能生成内容的创作形式被称为 AIGC。

AIGC 的基本原理是基于神经网络和深度学习算法。神经网络是一种模拟人脑神经元网络的计算模型，它能够学习并模拟人类的认知和决策过程。深度学习算法则是基于神经网络的一种机器学习算法，它能够让计算机从大量数据中自动学习出复杂的模式和规律。生成式人工智能主要有代码、文字、自然语言处理、音频、视频等应用场景。

①代码生成：可对程序员编写代码的意图和需求进行分析，生成代码，也可以提供代码提示、评测代码的正确性。

②文字生成：可生成小说、文章、产品说明、广告文案等。

③自然语言处理：可处理文本、语音、图像等信息，实现语言翻译、问答系统等。

④音频生成：可生成音乐、音效、语音等。

⑤图像生成：可生成图片、动画、设计图纸等。

⑥视频生成：可生成虚拟的视频，如广告视频、教学视频、娱乐视频等。

AIGC 则是人工智能的一个特定应用领域，它主要应用于自动生成新闻、文章、音乐、图像等领域，属于数字内容创新发展的新引擎。

在文本生成方面，AIGC 可以通过语言模型、神经网络和深度学习技术，快速创建大量有助于改善客户体验的内容，如新闻资讯、剧本、营销文本、智能客服等。其中作为经典应用的 AI 生成营销文本、智能客服等都已在许多行业得到了广泛应用；AI 生成新闻资讯和剧本等功能大家也可期待一下，或许以后结合 ChatGPT 和文心一言等突破性模型，文字性工作真的能依靠它变得轻松。

在图片生成方面，AIGC 可以通过计算机视觉来分析图片，生成营销素材、设计方案和艺术作品等，节省人力成本和时间。另外，AIGC 还能在音频生成、视频生成和跨模态生成领域大展拳脚。

在音频生成方面，AIGC 可以帮助使用者更好地分析、编辑和生成音频文件，从而帮助其创作出优秀的音频作品。例如，克隆真人的语音、文本生成特定语音、作曲编曲等，AIGC 都能代替人类去做，并均已经广泛应用于市场。

视频生成也是 AIGC 的重要应用，它可以帮助使用者生成高质量的视频，如检测和删除特定片段、跟踪剪辑、生成特效、合成视频等。另外，大火的 AI 数字人也是它的"拿手绝活"。

（2）AIGC 的商业落地应用

AIGC "八面玲珑"，它的应用场景十分广泛，目前不仅应用于文本、图片、音视频、游戏等数字媒体，还可以应用于艺术创作、歌曲创作、智能客服、电商推荐、医疗诊断等领域以及制造业、建筑业等实体行业。

如在艺术创作领域，2023 年 3 月，我国诞生了首部 AIGC 生成的完整情节漫画。艺术家王睿利用 AIGC，以小说《元宇宙 2086》为蓝本，通过加噪点、去噪点、复原图片、作画这几个步骤，将文字转化成了可视化的内容，画面线条流畅、色彩绚烂，给人以强烈的视觉冲击，也在中国的科技艺术发展史上留下了浓墨重彩的一笔。AIGC 创作的绘画作品甚至都进入了拍卖领域。2022 年 12 月，AI 山水画的首次拍卖落下帷幕，成交价为 110 万元。该画作是百度文心一格和画家乐震文续画的陆小曼未完成的画稿《未完·待续》。

歌曲创作领域也已经被 AIGC "入侵"了，百度数字人度晓晓与龚俊共同献声的《每分每秒每天》歌曲就是 AI 出品，从作词到编曲均由 AI 把控。演唱者度晓晓也大有来头，她是国内首个可交互的虚拟偶像，除了唱歌跳舞，主持也不在话下。

在设计性工作领域，AIGC 更是大展拳脚，平面设计、3D 设计、服装设计、环境艺术设计等统统不在话下。有了 AIGC 在绘画创作中的应用先例，就不难看出它在平面设计中也必然很出色。

在多模态生成中，AIGC 能够根据文字生成创意图片、根据图片生成视频、根据文字生成视频，或根据图片或视频生成文字。对想象力丰富的朋友，或者影视行业从业者来说，这称得上是"工作神器"。在游戏方面，AIGC 可以用于游戏开发，实现自动化的游戏设计，同时能够实现更好的游戏体验，如人工智能 NPC（非玩家控制角色）等，说不定以后你玩的游戏就有人工智能的深度参与。

生成式 AI 还渗透到了 3D 领域，OpenAI 的 Dream Fields 更是不需要照片就能生成 3D 模型，把"无中生有"玩得透彻，生成船、花瓶、公共汽车、食物、家具等的模型都不在话下。利用 AIGC 生成 3D 模型的技术，游戏、电影、虚拟现实等领域未来都不再需要工作人员手动进行 3D 建模了，方便、高效了许多。

AIGC 是生成式人工智能的典型代表，已经广泛应用于各个领域。如智能客服、电商推荐、医疗诊断、科学研究等。智能客服可以利用 AIGC 技术自动回答用户的问题和提供相关信息；电商推荐可以利用 AIGC 技术根据用户历史行为和喜好来推荐商品；医疗诊断可以利用 AIGC 技术辅助医生进行疾病诊断和治疗方案制订；科学研究可以利用 AIGC 技术自动生成实验数据和分析报告等。绘画、影视、环境艺术、家装、代码、医药……似乎只有我们想不到，没有 AIGC 做不到的，相信在未来，AIGC 将会在更多领域得以应用，给我们带来意想不到的应用效果。

（3）AIGC 对大健康产业发展的影响

大健康产业是指包括医疗服务、健康管理、中医康复、健康食品、健康养老、体育健身等在内的多元化产业。AIGC技术的应用可以促进大健康产业的智能化发展，提高服务效率和质量，满足人们日益增长的个性化健康需求。AIGC技术对大健康产业的发展有着积极的影响。

比如在医疗和健康领域，AIGC技术可以生成自然语言处理（NLP）模型，帮助医生快速准确地诊断病情。这些模型可以从海量的医疗文献和病例数据中学习，提供有关罕见疾病和复杂病症的宝贵信息。AIGC技术也可以用于智能问诊系统。通过模拟医生与患者之间的交互，AIGC能够收集患者的症状和病史，然后生成个性化的诊断建议和治疗方案。这种问诊系统可极大提高医疗服务的效率和质量，尤其是在资源有限的地区，能够缓解医生短缺的问题。AIGC技术还可以用来生成医疗文献、诊断报告、病例分析等内容，提高诊断的准确性和速度。

另外，在健康管理方面，AIGC技术可以生成个性化的健康计划，根据个人的身体状况、健康目标和生活方式，提供定制化的饮食、运动和作息建议。这些建议可以实时更新，以适应个人需求的变化，从而促进健康生活方式的养成。

此外，随着人们生活水平的提高和老龄化趋势的加剧，大健康产业的市场需求将不断增长。AIGC技术还可以应用于康复领域，例如在物理治疗和职业疗法中，生成个性化的训练计划和康复方案，帮助患者更快地恢复健康。

AIGC技术的应用将为大健康产业提供新的发展机遇和动力，推动产业升级和转型。当然，AIGC在大健康产业的应用效果和可行性得到了许多研究和实践的支持。

一项研究通过对1 000名患者进行调查发现，使用AIGC技术生成的智能问诊系统能够准确地识别出85%的癌症病例，并且减少了70%的误诊率。

这项研究证明了 AIGC 技术在医疗诊断方面的准确性和有效性。

另外，一项关于 AIGC 技术在健康管理方面的研究显示，使用 AIGC 生成的个性化健康计划能够有效地提高人们的身体健康水平。经过 6 个月的跟踪调查，参与者的体重、血压和血糖水平都有明显的下降，同时他们的运动习惯和饮食习惯也得到了改善。

此外，在康复领域的一项研究中，使用 AIGC 技术生成的个性化康复方案帮助患者更快地恢复了健康。与传统的康复方法相比，使用 AIGC 技术的康复方案能使康复时间缩短 30%，并且提高了患者的满意度。

总的来说，AIGC 的商业落地应用对大健康产业的发展具有积极的推动作用，AIGC 技术在医疗和健康领域的应用具有巨大的潜力，能够推动大健康产业的智能化发展，提高服务效率和质量，满足人们日益增长的个性化健康需求。因此，可以为医疗机构、企业和监管机构提供强大的支持，从而促进大健康产业高质量发展。

2. 人工智能在医疗大健康领域的应用场景

在智能医疗健康阶段，人工智能技术全面融入医疗健康全环节，借助医疗机器人、虚拟现实、增强现实、5G 网络、人工智能等技术，实现人工智能辅助诊断、远程手术等业务模式，实现医疗健康全流程智能化。

人工智能技术融入诊前、诊中、诊后的医疗健康全流程：在诊前阶段，主要应用于疾病预防与健康管理；在诊中阶段，主要应用于辅助诊断、临床辅助决策、辅助治疗等；在诊后阶段主要应用于康复辅助等。同时，人工智能技术也与大健康产业细分行业深度融合，AIGC 赋能大健康产业垂直领域高质量发展。

（1）诊前：疾病预防与健康管理

AIGC可以利用临床数据和基因组数据，辅助医生进行疾病的诊断和预测，为患者提供个性化的治疗方案。AIGC也可以通过对大量健康数据的分析和学习，预测疾病发生的可能性，从而提前采取预防措施。例如，通过对个人基因组、生活习惯、环境因素等数据的分析，可以预测个体患某种疾病的风险，并提供相应的预防建议。

多数疾病都是可以预防的，但是疾病通常在发病前期表征并不明显，到病情加重之际才会被发现。虽然医生可以借助工具进行疾病辅助预测，但人体的复杂性、疾病的多样性会影响预测的准确程度。人工智能技术与医疗健康可穿戴设备的结合，可以支撑慢性病与健康管理，实现疾病的风险预测和实际干预。

AIGC技术可以用于智能问诊，通过自然语言处理技术自动回答患者的疑问，提高医疗服务效率。同时，AIGC技术还可以为个人提供个性化的健康管理建议，例如根据个人的身体状况、饮食、运动习惯等，提供相应的健康指导。通过收集和分析数据，医生可以更好地判断患者病情，可实现计算机远程监护，对慢性病进行管理，通过对远程监控系统产生的数据的分析，可以帮助患者寻找病因，发现潜在风险，实现预防病和早期治疗。

同时，AIGC技术还可以与智能可穿戴设备结合，例如智能手环、智能手表等，提供更加智能化、个性化的健康管理服务。通过智能手环可以监测个人的运动数据、睡眠质量等，结合个人健康档案，为个人提供更加精准的健康管理建议。

（2）诊中：医学影像与辅助诊断

AIGC可以分析医学图像数据，如CT扫描、MRI和X射线图像，帮助医生快速和准确地识别病变和异常，提高诊断的准确性。医疗影像数据是医疗数据的重要组成部分，从数量上看超过 90% 的医疗数据都是影像数据，从产生数据的设备来看包括 CT、透视、MRI、PET 等医疗影像数据，以前对医学影像的诊断主要依赖医生个人的主观分析。

人工分析只能凭借经验去判断，容易发生误判。对于放射科医生而言，患者拍片过程会产生几百甚至几千张片子，繁重的任务量及疲劳的工作状态，容易导致漏诊；对于病理科医生而言，依靠经验从众多细胞中找到癌变细胞难度较大，误诊现象时有发生。人工智能技术与医学影像数据的结合有望缓解此类问题。医学影像辅助诊断应用主要指通过计算机视觉技术对医学影像进行快速读片和智能诊断。

AIGC 可以为医生和临床团队提供智能辅助决策工具，通过对大量的医学影像数据进行训练和学习，AIGC 模型可以识别出异常病灶、肿瘤等，提高诊断的准确性和效率。

人工智能在医学影像中的应用主要分为两部分：一是感知数据，即通过图像识别技术对医学影像进行分析，获取有效信息是数据学习；二是训练环节，通过深度学习海量的影像数据和临床诊断数据，不断对模型进行训练，促使其掌握诊断能力。目前，大数据及人工智能技术与医学影像诊断的结合场景包括肺癌检查、糖网眼底检查、食管癌检查以及部分疾病的核医学检查和病理检查等。

（3）诊后：健康服务与康复辅助

AIGC 在康复辅助方面，可以通过以下方式发挥作用。

①检测患者的身体状态。AIGC 可以收集患者的生命体征数据，包括体温、血压、脉搏、呼吸、血氧等指标，并实时分析这些数据，帮助医生更好

地了解患者的身体状态。

②辅助患者进行身体锻炼。AIGC 可以根据患者的身体状况和康复目标，为患者制订个性化的锻炼计划，并提供实时的锻炼指导和反馈，帮助患者更好地进行身体锻炼。

③提供康复咨询服务。AIGC 可以为患者提供康复咨询服务，包括康复知识、锻炼技巧、健康生活方式等方面的指导，帮助患者更好地进行康复。

④辅助医生进行康复治疗。AIGC 可以辅助医生进行康复治疗，包括为医生提供康复治疗方案、检测患者的康复进展、提供康复治疗效果评估数据等。

⑤提高患者的生活质量。通过以上方式，AIGC 可以帮助患者更好地进行康复，提高患者的生活质量，减轻家庭和社会负担。

综上所述，AIGC 在康复辅助方面具有多重作用，可以辅助医生进行康复治疗，提高患者的康复效果和生活质量。

总之，AIGC 技术在大健康产业的应用前景非常广泛，可以为医疗行业提供更加智能化、高效化的解决方案，提高医疗服务的质量和效率。

3.人工智能构建医疗大健康技术系统

"人工智能 + 医疗健康产业生态"总体可以分为三部分，包括传统医疗卫生行业生态、"人工智能 + 医疗健康服务生态""人工智能 + 医疗健康技术产品生态"。

（1）传统医疗卫生行业生态

传统医疗卫生行业是"人工智能 + 医疗健康"的需求方和使用方，同时是医疗健康数据的主要提供方，主要包括医疗机构、基层卫生服务机构、医疗健康保险机构、生物医药企业等相关主体。一方面，医疗卫生行业的需求和痛点引领"人工智能＋医疗健康"的服务发展和技术产品创新；另一方面，医疗卫生行业数据也是"人工智能＋医疗健康企业"进行技术产品创新的重要基础。

（2）"人工智能＋医疗健康服务生态"

"人工智能＋医疗健康服务生态"主要包括各类人工智能服务提供商，例如医学影像辅助诊断、病理辅助诊断、临床决策支持、智能健康管理、新药研发等，能够帮助医生有效减少误诊、漏诊，极大提高诊断效率，提升基层医疗服务能力，提高新药研发速度，进而促进医疗健康行业的变革与发展。

（3）"人工智能＋医疗健康技术产品生态"

"人工智能＋医疗健康技术产品生态"主要包括医疗健康终端企业云计算企业、芯片制造企业、算法研发企业、数据运营企业、解决方案提供商等，其中解决方案提供商是技术产品生态的核心。解决方案提供商通过整合"人工智能＋医疗健康"相关技术、产品、数据，形成可直接交付的解决方案，交付给服务商或直接提供给医疗机构、医药企业、医疗保险机构等。

"人工智能＋医疗健康技术"可以分为基础层和关键技术层。基础层以计算能力、数据资源、算法模型支撑人工智能＋医疗健康深度发展，其中，计算能力包括云计算及 AI 芯片（GPU、FPGA、ASIC、类脑片）等，负责运算；数据资源包括各种来源的医疗和健康养老数据用于人工智能的训练学习；算法模型主要包括深度学习等算法，用于支撑各种"人工智能＋医疗健康"应用。关键技术层主要可以分为感知环节、思考环节和行动环节（见图1-1）。

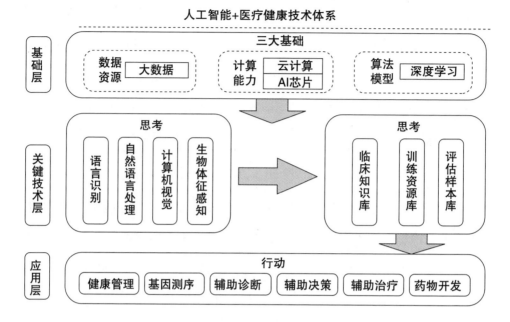

图 1-1　"人工智能＋医疗健康"技术体系

4. 自定义 GPT 及 GPTs 开启 AI 全民创业时代

OpenAI 在首届开发者日上，正式公布自定义 GPT。这一次的最重磅更新当数 GPTs。它让过去一段时间里大家想象的 GPT 帮你做一切，成为现实。无须编程，每个人通过对话聊天的方式，即可构建一个专属技能的 GPT。依托于此功能，OpenAI 推出 GPTs 商店，让更多开发者可以制作专属 GPT 赚钱。总之，AI 商店 GPTs 的诞生标志着 AI 全民创业时代正式开启了。

（1）ChatGPT 超级 AI 对话模型

2022 年 11 月 30 日，OpenAI 发布了名为 ChatGPT 的超级 AI 对话模型，再次引爆了人们对于 AIGC 的讨论热潮。ChatGPT 不仅可以清晰地理解用户的问题，还能如同人类一般流畅地回答用户的问题，并可以完成一些复杂任务，包括按照特定文风仿写诗歌、假扮特定角色对话、修改错误代码等。此外，ChatGPT 还表现出一些人类特质，例如承认自己的错误，按照设定的道德准则拒绝不怀好意的请求等，ChatGPT 一上线，就引发网民争相体验，到处都是体验与探讨 ChatGPT 的文章和视频。但也有不少人对此表示担忧，担心作家、画家、程序员等职业在未来将被人工智能所取代。

ChatGPT 有很多潜在的应用场景和价值。例如，ChatGPT 可以作为一个智能助理帮助用户完成各种日常任务，如预订酒店、查询天气、安排行程等。ChatGPT 也可以作为一个教育工具，帮助用户学习新的知识和技能，如学习外语、编程、数学等。ChatGPT 还可以作为一个娱乐工具，帮助用户消遣和放松，如讲故事、说笑话、唱歌等。除此之外，ChatGPT 还可以用于其他专业领域，例如它可以用于自然语言处理的研究，探索人类语言的本质和结构。在日常生活中，ChatGPT 也能帮助用户更好地理解和应用自然语言，特别是在跨语言交流和语言障碍方面。写作本书的主要目的是帮助读者探索 ChatGPT 在各种日常和专业任务中的应用方法，以便让 ChatGPT 能够更好地为我们服务。

（2）GPT-4 多模态

2023 年 3 月 15 日，OpenAI 发布了 GPT 系列的最新力作 GPT-4 多模态。多模态模型一直是人工智能技术的一个重要目标和发展方向。相较于前代产品，GPT-4 的最显著差异在于它能够处理图像和文本输入，并生成文本输出。换句话说，GPT-4 已不再仅仅是一个大型语言模型，而是发展成了一种多模态模型。所谓的"多模态"是一个专业术语，意味着该模型能够同时处理多种不同类型的数据，如图像、文本、语音和视频等。多模态模型能整合各种数据信息，从而提供更全面且准确的理解和决策。例如，当模型同时学习图像和文本两种模态的数据时，就可以提高其在视觉和语言融合的任务上的效果。典型的融合任务有图像标注和图文分类等。同样地，在语音和文本模态间共同学习，有助于提升语音识别和语音合成的实用性能。

ChatGPT 的背后是一个强大的神经网络模型，它可以理解我们所提出的问题，对应地预测和生成文本答案。ChatGPT 还可以通过与我们的交互不断提升自己的模型性能和准确度。这样，无论我们是在询问问题、寻求帮助，还是进行其他类型的交流，它都可以更好地理解我们输入的文本并给出相关的回答。当使用 ChatGPT 时，会发现它的回答很自然，仿佛是一位具有极高语言能力的人在回答我们的问题。这是因为 ChatGPT 能够利用大量的语言数据来学习人类的语言规律和模式，从而生成合适的文本答案。

（3）ChatGPTs 应用场景和价值

OpenAI 在开发者大会上，推出用户自定义版 ChatGPT 功能 GPTs 以及制作工具 GPT Builder。用户只需要和 GPT Builder 进行自然语言交流，表述清楚 GPT 的需求，不具备代码编写能力的用户也能够进行定制 GPT 的生成。

① GPTs 让每个人都能打造自己的 AI 分身

GPTs 是一项令人瞩目的功能，允许用户创建自定义的 ChatGPT 版本，以满足自己各种特定需求。GPTs 的核心理念在于，用户可以为自己不同的场景和任务创建定制化的 ChatGPT，这就意味着用户可以根据自己的需求，在日常生活、工作和学习中使用不同版本的 GPT。无论是绘画、写文字，还是数理化，GPTs 都可以根据你的指令和额外知识来满足你的需求。GPTs 的特色是，用户无须任何代码，全程支持可视化点击操作。只需要给 ChatGPT 对话指令、额外的知识数据，然后选择是否需要网络搜索、数据分析和图片生成等多模态功能，就能构建法律、写作、营销等特定领域的 ChatGPT 助手，GPTs 的终极目标，是让每个人都能打造自己的 AI 分身。

② AI 商店标志着 AI 全民创业时代正式开启

2023 年 11 月，自定义 GPTs 功能对所有 ChatGPT Plus 全面开放。同时可以分享给其他人使用，OpenAI 表示月底会推出 GPT Store 的商店平台，鼓励开发者进行 AI 应用的开发商上架，通过审核上线应用排行榜还能赚钱、分成。GPTs 功能及商店生态的发布将进一步降低 AI 模型垂直应用的门槛，为相关企业应用创新或转型提供重要助力，同时开发者应用生态的构建也将全面加速。吸引人的是，其门槛不高，甚至可以用说话的方式来开发 GPTs，这就给了开发者无限的可能。这仅仅只是开始，OpenAI 即将推出 GPTs 商店，有些类似苹果的 AppStore，用户可以在商店选购需要的 GPTs，收入则会由平台和开发者分成。总之，AI 商店一开放，标志着 AI 的全民创业时代正式开启了。

③ GPTs 生态可能是下一个苹果

对于 GPTs 的上线，马斯克直接评论道："每次 OpenAI 发布一个新功能，就消灭了一堆初创公司。"同时，GPT 应用商店的推出，也让另一些创业者感到兴奋。在移动互联网时代下，苹果凭借应用商店自建生态，赚取巨额利润，成就了无数创业者。如今在 AI 时代，OpenAI 也推出了商店，它会是下一个苹果吗？

不难想象，未来可能会有一个庞大的"GPTs 生态"出现。像苹果商店一样，GPT 商店鼓励开发者创建应用，商店会列出和展示最佳 GPT，支持 GPT 收费，OpenAI 还将和 GPT 创作者进行收入分成。之前没有 AI 商店，意味着大模型只是一个大脑，除 API 和订阅之外很难商业化。有了商店，将商业化能力赋能给开发者和创作者，创作者们就有收入了，能够盈利了，这是非常重要的。

总的来说，ChatGPT 是一项非常重要的技术革新，它为我们提供了一种全新的与人工智能模型交流的方式，使最新、最强大的人工智能模型能够更便捷地介入我们的生活和工作，从而为生活带来便利，为工作提升生产效率。尽管人们对 ChatGPT 还存在一些偏见和争议，但我们相信，随着技术的不断进步，ChatGPT 将在未来得到更广泛的应用和发展，为我们带来更加智能化的未来。

第二节 国产 ChatGPT "百度灵医" 破局医疗大模型

在 2023 年百度世界大会上，百度正式对外发布了文心大模型 4.0 版本。文心大模型 4.0 版本在理解、生成、逻辑、记忆等能力上都有提升，综合水平与 ChatGPT-4 相当。百度文心一言（ERNIE Bot）是百度基于文心大模型技术推出的生成式对话产品，文心大模型是百度自主研发的产业级知识增强大模型，既包含基础通用的大模型，也包含面向重点任务领域和行业的大模型以及丰富的工具与平台，支撑企业与开发者进行更加高效、更加便捷的应用开发。

1. 百度文心一言通用大模型

文心一言作为百度推出的中文对话式 AI 语言模型于 2023 年 3 月 16 日正式亮相，迅速引起业界广泛关注。与 ChatGPT 同属深度学习技术范畴，文心一言具备理解和生成自然语言的能力。通过与用户进行对话式交互，它不仅能够创作文章、故事等丰富的文本内容，还支持智能问答、翻译等多功能应用。

文心一言旨在为各类企业提供强大的自然语言处理能力。在开放 API 调用服务试验阶段，吸引了超过 70 000 家企业加入其生态圈，涉及金融、能源、媒体、政务等众多行业。在发布会上，李彦宏表示，文心一言是一个通用赋能平台，可助力各企业拉近与客户的距离，创造巨大的商业价值。随着中国人工智能市场的爆发式增长，文心一言有望成为企业数字化转型的重要工具。

文心一言之所以独具优势，是因为它对中文语境有着深刻理解。它能迅速生成中文文本内容，理解用户意图，提供精准的回答。此外，文心一言还能与互联网打通，通过互联网的及时数据更好地回答问题。从这一点上讲，文心一言不应该算是国产的"ChatGPT"，而是国产的"New Bing"。随着越来越多的用户参与到文心一言的测试中为其提供更多有效的训练数据和反馈，文心一言将不断升级。

相较于 ChatGPT，文心一言具备一项独特的功能，即可根据文本描述生成图片。这在文心一言的发布会上展示的文生图示例中得以体现。

总之，文心一言是一款极具潜力的中文人工智能大型语言模型。尽管在与 ChatGPT 等大型语言模型的比较中仍需进一步完善，但在更多用户的参与和百度在人工智能领域的长期投入下，文心一言有望成为中国人工智能市场的领先产品。

此前，百度曾打出"以 AI 原生思维重构百度的产品和服务"的口号。在 2023 百度世界大会上，百度正式对外发布了文心大模型 4.0 版本。宣布文心大模型迭代的同时，百度对外展示了对旗下各个产品线进行 AI 原生化重构的成果。作为百度的主营业务，以及更契合大语言模型的应用场景，搜索成为首个被重构的产品。百度新搜索具有极致满足、推荐激发和多轮交互三个特点，当用户搜索问题时，新搜索将不再是给你一堆链接，而是通过对内容的理解，生成文字、图片、动态图表的多模态答案，让用户一步获取答案。针对用户的复杂需求，"多轮交互"特点也可以通过提示、调整等方式，满足用户更具个性化的搜索需求。

"大模型将开启一个繁荣的 AI 原生应用生态"，百度李彦宏表示。在搭建生态的过程中，插件与 API 尤为重要。插件是一种特殊的 AI 原生应用，也是门槛最低、最容易上手的 AI 原生应用。而 AI 原生应用调用基础大模型的主要方式是 API。针对这两个方面，百度此前也发布了灵境插件平台与"千帆大模型"平台，分别对应插件与调用 API 的服务。灵境插件平台已经有 2.7 万开发者申请入驻，覆盖 20 多个领域；"千帆大模型"平台目前有 42 个主流大模型入驻，有 17 000 家企业客户，覆盖了各行各业的近 500 个场景。

2. 国产 ChatGPT 大模型"基座"的未来与挑战

自从 ChatGPT 火热出圈，由生成式 AI 掀起的全球人工智能化新浪潮便拉开了序幕，百度的文心一言、科大讯飞的讯飞星火、抖音的"云雀"、百川智能的"百川大模型"、阿里的通义千问和 360 智脑等。围绕认知大模型的类别 ChatGPT 技术和产品正在不断涌现。曾经的百"团"大战，今日的百"模"大战。

时至 2023 年 11 月，自定义 GPTs 功能对所有 ChatGPT Plus 全面开放。让每个人都能打造自己的 AI 分身是 GPTs 的终极目标，在 OpenAI 开放 GPT 商店后，通过审核上线应用排行榜还能赚钱。如此重磅的更新以及强大的功能，背后支撑的可不仅是在聚光灯下的"GPU"，而是更为庞大的算力产业。以 GPTs 为引，回看我国大模型领域以及算力产业的发展，不难发现，还有很多有待提升的空间以及值得布局的商业蓝海。

（1）清华大学：ChatGLM

ChatGLM 是一款基于 GLM 架构的对话模型，该架构由清华大学提出采用自回归的空白填充方法，可同时支持自然语言理解、无条件生成和有条件生成等多种任务。该模型于 2023 年 3 月 14 日正式推出。ChatGLM 是一款拥有 62 亿个参数的开源模型，具备中英双语对话与问答的能力，且可在单张消费级显卡上进行推理和训练。ChatGLM 是目前最优秀的开源模型，其性能超越了 ChatYuan 和 MOSS 等其他竞争对手。

（2）元语智能：ChatYuan

2023 年 2 月 3 日，国内的人工智能初创公司元语智能发布了一款基于中文开源模型的功能型对话大模型，名为 ChatYuan。这是众所周知的国内第一个公开发布且开源的国产"ChatGPT"模型。ChatYuan 的在线版本拥有 100 亿的参数量，开源版本有 7.7 亿的参数量。

作为一款通用的功能型对话大模型，ChatYuan 不仅适用于日常闲聊，还可用于法律、医疗等多个领域的问答、交互和生成等任务。然而，与 ChatGPT 相比，ChatYuan 仍存在明显的差距，主要原因在于其规模较小、训练数据量不足。

（3）复旦大学：MOSS

2023 年 2 月 22 日，复旦大学自然语言处理实验室发布了自主研发的大型语言模型 MOSS。MOSS 这个名字源于热门电影《流浪地球》中的 AI 角色，赋予了这款国产"ChatGPT"独特的戏剧性光环。与 ChatGPT 类似的 MOSS 也是一款功能强大的大型语言模型，擅长执行对话生成、编程和事实问答等任务。它成功实现了让生成式语言模型理解人类意图并具备对话能力的全套技术，展现出广阔的应用潜力。相较于 ChatGPT 模型，MOSS 的参数规模仅为其十分之一，然而在实验表现上，MOSS 依然出色地实现了多轮交互、表格生成、代码生成和解释等多项功能。

（4）其他

除了本章提及的已经问世的国产"ChatGPT"，许多国内公司也在积极研究类似的人工智能模型。ChatGPT 的基础模型是 GPT-3.5，而国内众多公司已经成功研发出类似 GPT-3.5 的大型语言模型，例如华为诺亚方舟实验室的 NEZHA、浪潮集团的源、鹏城实验室的盘古 a、阿里达摩院的 PLUG 及 IDEA 研究院的闻仲等。这些先进的大型语言模型为更多的国产"ChatGPT"打下了坚实基础。有了它们，这些公司离拥有自己的"ChatGPT"仅一步之遥。本章提到的 ChatYuan、文心一言和 ChatGLM 也都是在各自的"GPT-3.5"基础上研发而成的。因此，我们有理由相信，未来将有更多国产"ChatGPT"问世。我们期待这些国产"ChatGPT"展开激烈竞争，不断突破创新，最终达到甚至超越 ChatGPT 的水平，为用户带来更优质的服务。

3. 灵医智惠从通用领域到医疗领域的跃迁

在国内，百度的文心、腾讯的混元、阿里的通义千问等通用模型相继推出，不少模型已在智能化及赋能空间两个维度上跃入世界前列，与谷歌 Bard、OpenAI 的 ChatGPT 势均力敌。

这些通用模型的本质大抵相同，可以视作下一代人工智能的"基座"。它们供养了一批面向 C 端的应用，但其能力远不止于此。更为庞大的价值隐藏在冰山之下——垂直深入到具体场景，使大模型能在技术层面上完成革命性重构。

在实际应用中，通用大模型仍有缺陷。一个典型的问题在于：当我们在学习和工作时对其提问，AI 仍会偶尔给出与提问风马牛不相及的回复，或是将少量的有效信息藏匿于冗长的文本中，需要我们二次加工。

面对这样的场景，C 端用户可能会调整提问策略，重新向人工智能发问。但对于 B 端用户，尤其是医疗这样的严肃领域，一次错误的回答，轻则失去医生的信任，重则影响用户健康，使 AI 应用难以实际落地，由此产生的后果并不是算法本身所能承担的。

因此，从通用领域到医疗领域的跃迁，不仅要考验模型的泛化能力，使其能够应对各式医疗场景下的各类提问，更要做到"精准安全"，保证每次回答都能为用户提供正确的建议。

不过，打造一个符合专业需求的模型并不简单。尤其是在医疗领域，表面上沉寂着难以计量的大数据，但当深入到具体的应用场景时，开发者仍受制于数据的稀缺性，时常会因数据的数量、质量与获取成本而停滞不前。

但百度灵医智惠，凭借在通用大模型领域的领先地位和在医疗大数据治理上的深厚实践积累，成功地迈出了这一步。不久前的一场发布会上，灵医智惠以国内首个产业级医疗大模型"灵医大模型"作答，破解大模型时代的医疗难题。

为了满足高泛化与高精准的要求，灵医智惠在算法、算力、数据三要素上同时发力。

首先是算法层面。垂直模型由通用模型跃迁而来，但是构建通用模型的过程极其复杂且成本昂贵。因此，绝大多数企业在开发医疗大模型时，往往选择使用开源的基础模型，这导致生成的模型往往存在语法、逻辑上的问题，无法处理医学上的复杂任务。

相较之下，灵医大模型基于国产自研的文心大模型打造，具备独一无二的中文文本推理、理解、生成能力，且内置了知识增强、检索增强和上下文增强等多项增强技术，有效提升了大模型生成的准确性和多样性。

其次是数据层面与知识层面。在模型训练过程中，灵医智惠兼顾医、患、药三方信息，先后投入了自有积累的超 1 000 万份优质医疗问答数据、超 2 000 万语种医学文献资源、超 2 亿用户每日医疗类搜索数据、超 5 亿权威健康科普内容……这些海量的医疗训练数据，加上反馈强化学习机制，确保了灵医大模型给出的每一条答案都能有迹可循。

灵医 Bot 基于文心大模型能力，融合全国超 800 家医院、4 000 多家基层诊疗机构的智慧医疗服务经验，面向医疗领域推出新一代医疗对话机器人。基于文心大模型跨模态、跨语言的深度语义理解及生成能力，灵医 Bot 在对复杂医学内容的理解准确性和时效性方面有着显著提升，可面向医生、患者等群体升级迭代文档理解、病历理解、医疗问答三大产品服务，重构医疗人工智能应用。具体来说，面向医疗行业从业者，灵医 Bot 可基于文档理解能力，对自有知识内容进行快速问答，也可以提供病历生成、辅助诊疗、病历质控等场景化服务；面向患者，灵医 Bot 也用生成式大模型升级了智能分导诊、预问诊等功能，用更佳的用户交互体验、更准确的问答结果服务患者，通过 AI 分导诊有效提升病因分析、危急情况识别、检验检查识别、口语表达识别的及时性和准确性，实现了医患对话、病历生成、用药咨询等智慧功能的落地。

为保证数据的准确性和多样化，灵医智惠与人卫智数、爱思唯尔（Elsevier）等业内权威医学知识库达成深度战略合作，在智慧医疗相关产品及服务维度深度合作，保证循证 AI 的基因。同时与固生堂等中医医疗健康服务提供商达成合作，百度灵医智惠将整合固生堂的高质量中医知识数据，将中医专家经验与先进的人工智能技能进行结合，持续训练强化灵医 Bot 的训练推理能力，加速中医领域智能化发展及创新。未来，百度灵医智惠与固生堂的合作也将进一步升级，加速固生堂在中医智能诊疗、中医方剂推荐等环节的创新，帮助患者在诊前、诊中、诊后获得更优质的就医体验。

最后是算力层面。垂直模型的构建需要走完通识预训练、领域后预训练、任务精简这一系列技术步骤，以逐步提高模型的性能。但对于大模型而言，任何一个预训练都要耗费大量数据及计算资源。

在成本压力下，很多企业在开发医疗大模型时只能在参数上面做减法，将参数控制在亿级至十亿级，以负担后续的训练及优化。或者不做预训练，只做上层的任务微调。而拥有万卡集群和全生命周期模型开发工具链支撑的灵医大模型完全不用担心算力上的问题。

这意味着，灵医大模型能够借助充足的算力实现预训练，更好地优化底层参数，而不仅仅是局部的微调。这使灵医大模型能在实战之中持续优化，使其输出结果的准确率不断逼近于"1"。

4. 百度灵医医疗产业级大模型掀起产业变革

从垂直领域大模型发展的整体情况来看，各行各业的大模型做的都是提质增效，很少有企业做场景上的创新。回顾百度现有的产品布局，灵医大模型似乎采取了相似的路径，以新的技术重构服务能力深度赋能老场景。但若对灵医智惠产线的背后逻辑进行推敲，它并不是把老旧的产业重新做一遍——事实上，一场关乎整个医疗应用的变革正在酝酿之中。

所谓产业级，是指脱离单一场景限制，围绕医疗体系真实诊疗、运营、科研、教培等全场景打造全链条大模型解决方案。相较于点状的产品，线状的解决方案可以更好地符合业务流程，避免数据流转受阻导致的孤岛化，保障用户的安全、体验与效率。

构造这样一个复杂的产品矩阵并不简单。除技术上的突破外，来源于灵医大模型的丰富"实战经验"同样至关重要。作为国内首个"产业级"医疗行业大模型，灵医大模型已积累近100类的医疗AI机器学习任务，整合800+家医院、2 000家药企、4 000多家基层诊疗机构的智慧医疗服务经验。

同时，"产业级"的定位也有利于灵医大模型商业化进程的推进。具体而言，灵医大模型将其商用路径划分为能力层、模型层与应用层。

面向患者，灵医大模型可担当患者的"健康管家"。在大模型赋能下，灵医智惠推出的"AI用药说明书"不仅可以将纸质的说明书有声化，还能实时面向患者解读用药的各类知识；在院内场景中，"智能健康管家"一方面可为用户提供更佳的交互体验、更准确的问答结果帮助患者分诊导诊；另一方面可基于全生命周期医疗健康数据为患者提供个性化的健康服务。

在大健康场景中，灵医智惠强调"专业赋能"，即提供运营助手、职业培训、知识服务等功能。以药企服务方向为例，灵医大模型能够帮助药企各个部门全面提升生产效率，同时智能化管理企业积累的领域知识。其核心思路是以智能化的手段降低企业经营中产生的各项成本，帮助企业完成数字化转型。

在百度世界大会上，中医医疗服务企业固生堂分享了和灵医大模型的合作情况，相关人士表示：固生堂利用灵医大模型提供的底层技术能力，重构了线上诊疗业务，并推出了面向患者的智能健康助手，24小时在线为患者提供精准的分导诊和智能客服服务，支持开放式的医患问答。根据最新调研数据，双方合作以来患者挂号体验满意度提升了12%，客服人员工作效率提升76%。

据灵医智惠相关人士表示：借助大语言模型，灵医智惠能够有效降低临床数据治理成本，帮助医院、医生建立更多专科数据库，进而推动对特定病种的智能算法训练。拥有大模型的赋能，单个AI应用的开发成本将显著降低，节省率可高达90%。

这一能力的构建将对AI行业带来颠覆性的改变。过去受到医疗数据的缺失、训练成本的高昂等因素限制，从通用大模型到垂直大模型的变迁一直进展缓慢。如今拥有自研新技术栈的支持，百度有能力实现多模态临床数据的治理及自动化分析，优化模型训练及调整中产生的各种成本，进而带来智能化应用的新一轮爆发。在此趋势下，未来的我们或许能看到更多的智能化应用深度赋能医疗机构乃至大健康领域。

百度灵医大模型在医疗大健康产业中扮演着重要角色。作为百度自主研发的医疗大健康领域产业级知识增强大模型，灵医大模型旨在挖掘大健康产业数据价值，提升医疗大健康行业数字化、智能化水平，为医疗大健康产业带来创新和变革。以下是百度灵医大模型在医疗大健康产业中扮演的几个主要角色。

（1）提升医疗数据价值挖掘能力

医疗大健康产业拥有海量的医疗数据，包括病历、检查结果、医学影像等，这些数据对于医生进行诊断和治疗具有重要的参考价值。然而，由于医疗数据的复杂性和多样性，如何有效地挖掘和分析这些数据一直是医疗行业面临的挑战。百度灵医大模型具备强大的数据分析和处理能力，可以通过对医疗数据的深度学习和挖掘，提取出更多有用的信息和知识，帮助医生进行更准确的诊断和治疗。

（2）优化医疗流程和资源配置

百度灵医大模型可以优化医疗流程和资源配置，提高医疗服务的效率和质量。一方面，灵医大模型可以帮助医疗机构自动化处理一些烦琐的医疗流程，例如病历管理和分诊等，从而提高医疗服务的质量和效率。另一方面，灵医大模型还可以通过对医疗资源的分析和优化，帮助医疗机构更好地管理和分配医疗资源，例如合理安排医生和护士的工作时间、优化床位和设备的利用等。

（3）创新医疗服务和产品

百度灵医大模型可以创新医疗服务和产品，满足公众日益增长的医疗健康需求。例如，基于灵医大模型的智能化问诊系统可以自动回答患者的健康问题，提供个性化的健康建议和治疗方案，提高患者满意度和医疗服务质量。同时，灵医大模型还可以应用于医学研究和教育领域，辅助医学研究人员和教育者更好地了解和掌握最新的医学知识和技术，推动医学研究和教育的发展。

（4）加强健康管理和预防保健

百度灵医大模型可以加强健康管理和预防保健，提高用户的健康素养和自我保健意识。通过灵医大模型对健康数据的分析和挖掘，可以了解用户的健康状况和疾病风险，为用户提供个性化的健康管理和预防保健方案。同时，灵医大模型还可以通过智能提醒和预测性分析等功能，提醒用户注意保持良好的生活习惯和健康状态，预防和控制慢性疾病的发生和发展。

（5）推动数字化健康生态建设

百度灵医大模型可以推动数字化健康生态建设，实现医疗大健康产业的数字化转型和发展。通过灵医大模型将医疗数据、医疗服务、健康管理等多个领域进行深度融合和连接，构建一个数字化健康生态圈，实现医疗大健康产业的数字化转型和创新发展。同时，灵医大模型还可以通过开放 API 接口等方式，与第三方合作伙伴共同开发和推广创新的医疗应用和服务，促进医疗大健康产业的创新和发展。

总之，百度灵医大模型在医疗大健康产业中扮演着重要的角色，通过提升医疗数据价值挖掘能力、优化医疗流程和资源配置、创新医疗服务和产品、加强健康管理和预防保健以及推动数字化健康生态建设等方面，为医疗大健康产业带来创新和变革，助力实现医疗大健康产业的数字化、智能化发展目标。

5. 互联网巨头争抢布局医疗大健康"蛋糕"

国内以 BAT（百度、阿里巴巴、腾讯）为首的互联网巨头更看重"人工智能＋医疗健康"的市场，并且他们更倾向于利用自身平台特点与优势的互联网技术来进行布局。

阿里巴巴通过 ET 医疗大脑，强势进入"人工智能＋医疗健康"领域，阿里云宣称，自主研发的人工智能 ET，"可在患者虚拟助理、医学影像、精准医疗、药效挖掘、新药研发、健康管理等领域承担医生助手的角色"。由阿里巴巴医药健康旗舰平台——阿里健康研发的医疗 AI "Doctor You"，在北京万里云医学影像中心正式对外发布，该系统包括临床医学科研诊断平台、医疗辅助检测引擎、医师能力培训系统等。其正确识别肺结节的准确度达到 90% 以上。

百度在人工智能领域大举进攻，已公布了 Apollo 和 DueroS 两大项目，分别涉及自动驾驶技术和语音对话助理系统。在医疗方面主要是 2016 年成立的百度医疗大脑项目，通过海量医疗数据、专业文献的采集与分析进行人工智能化的产品设计，模拟医生问诊、与用户多轮交流、反复验证，最终给出建议；同时在过程中收集、整理病人症状描述，辅助完成问诊。

腾讯通过微信在挂号和支付环节及早切入医疗服务领域，在人工智能领域也积极探索。腾讯发布其首个人工智能医学影像产品，称为"觅影"，与国内不同医疗机构分别开展各种医学人工智能项目，涵盖食道癌早期筛查系统、肺结节检测系统、辅助诊疗系统等，目前处于试验阶段。

　　从商业模式的角度来讲，这些互联网巨头大多以互联网技术见长，资金实力雄厚，因此也不急于变现。与创业企业相比，医疗人工智能化产品大多只是为其产业链布局而服务。以腾讯的人工智能产品为例，在陆续发布了一系列"互联网＋医疗"产品后，腾讯尝试将多条产品线进行合并，打造城市级"互联网＋医疗健康"解决方案。

第二章　AIGC赋能健康管理：智能化助力健康管理新模式运用

第一节　AIGC在智能健康管理领域的应用

人工智能在大健康产业中扮演着至关重要的角色，广泛应用于健康管理各个领域，可以提供更加智能化、个性化的健康管理和医疗服务，帮助医生和患者更好地了解和治疗疾病，提高医疗服务的效率和质量。

1. AIGC在健康管理领域的应用

（1）个性化健康管理

AIGC技术可以通过对个人健康数据的分析和学习，提供个性化的健康管理方案。这些方案可以根据个人的身体状况、健康目标、饮食偏好、运动习惯等因素进行调整，使每个人都能获得更加适合自己的健康管理建议。

（2）智能健康检测

AIGC技术可以用于实时检测个人的健康状况，例如通过可穿戴设备、智能家居设备等检测个人的心率、血压、血糖等健康指标。通过对这些数据的分析和处理，可以及时发现健康问题并采取相应的治疗措施，预防潜在的健康风险。

（3）健康档案管理

AIGC技术可以用于建立个人健康档案，将个人的体检报告、医疗记录、健康管理方案等数据进行整合和分析。这样可以帮助个人更加全面地了解自己的健康状况，及时发现并管理健康问题。

（4）健康指导和教育

AIGC 技术可以提供个性化的健康指导和教育服务。例如，根据个人的健康状况和健康目标，提供相应的饮食建议、运动建议、生活习惯建议等，帮助个人改善生活方式，提高健康水平。

（5）健康管理和预防

AIGC 可以应用于个人健康管理和检测，通过传感器技术、智能设备和健康数据，检测个人的生理参数、行为模式和健康风险，提供个性化的健康建议和预防措施。

（6）心理咨询服务

AIGC 可以模仿心理治疗师或是医生助手，用 AI 生成的对话与用户建立起深层次信任的基础，再通过角色化、个性化的沟通去达到最佳的治疗效果。

总之，AIGC 技术在健康管理行业的应用可以帮助个人更好地管理自己的健康，提高生活质量和工作效率。同时，可以帮助医疗机构和企业提供更加智能化、个性化的健康管理服务，提高服务质量和效率。

2. AIGC 在健康管理中有哪些帮助？

（1）数据处理和分析

AIGC 可以快速、准确地处理和分析大规模的健康数据，包括医疗记录、体检数据、基因组数据等，帮助健康管理师和医生更好地了解患者的健康状况和疾病发展趋势。例如，通过对个人的健康数据和历史数据进行深入挖掘分析，可以预测个体的患病风险和发展趋势，从而提前采取预防措施。

（2）智能诊断和预测

AIGC可以利用自然语言处理和图像识别等技术，结合患者的医疗记录和基因组数据，自动分析患者的症状和检查结果，辅助医生进行诊断和制订治疗方案。通过智能化的诊断和预测，可以减少漏诊和误诊的情况，这可以帮助健康管理师更好地把握患者的病情和治疗方案，提高工作效率和准确率。

（3）个性化治疗和用药

AIGC可以根据患者的基因组数据和临床试验信息，为患者提供个性化的治疗方案和用药建议。通过预测患者对特定药物的反应情况优化药物剂量和疗程，可以提高治疗效果并减少不良反应的风险。

（4）健康检测和预防

AIGC可以利用传感器技术和智能设备，实时检测患者的生理数据和健康状况，及时发现异常情况并提供个性化的健康建议和治疗措施。通过智能化的健康检测和预防，可以提早发现疾病迹象和风险因素，及时采取干预措施，降低患病风险。这可以帮助健康管理师更好地掌握个体的健康动态，及时进行干预和治疗。

（5）虚拟护理助手

人工智能可以扮演虚拟护理助手的角色，为健康管理师提供日常事务性工作的支持，例如回答患者的常见问题、提供健康资讯和建议等。这可以帮助健康管理师更好地专注于高价值的工作。

综上所述，AIGC在健康管理行业中扮演着重要的角色，它可以提高健康管理的效率和质量，为患者提供更加个性化、精准的健康管理和医疗服务。同时，AIGC 还可以帮助医学研究和教育领域的发展，为健康管理行业的未来发展提供更多的支持和帮助。

3. AIGC 赋能健康管理师全新价值

AIGC 赋能健康管理行业，为健康管理师提供了许多帮助，同时赋予了健康管理师全新的价值，具体体现在以下几个方面。

（1）提高健康监测和评估的准确性

AIGC 在健康管理中的应用可以提高管理准确度。传统的健康管理，主要依靠人工进行判断和分析，由于人的主观性和经验限制，往往存在一定程度的误差。AIGC 可以通过大数据分析和机器学习等技术，对用户的健康信息进行深入挖掘和分析，从而为健康管理师提供更加科学和准确的健康管理方案和干预措施。例如，通过对用户的病史、生活习惯、生理指标等信息的综合分析，可以更加准确地评估用户的健康状况和发展趋势，从而为用户提供更加全面和个性化的健康管理方案。减少不必要的风险和医疗资源浪费。

AIGC 技术可以通过智能化的设备和传感器监测个人的健康数据，如心率、血压、血糖等指标，结合个人的基本信息和健康史，进行更加全面和准确的健康检测和评估。这可以帮助健康管理师更好地了解患者的健康状况，及时发现并处理潜在的健康风险。

（2）优化健康指导和实施个性化干预方案

AIGC 技术可以根据个人的健康状况和健康目标，提供更加个性化、精准的健康指导和干预方案。例如，根据个人的饮食偏好、运动习惯等因素，提供相应的饮食建议、运动建议、生活习惯建议等，帮助个人改善生活方式，提高健康水平。同时，AIGC 技术还可以通过智能可穿戴设备检测个人的运动数据、睡眠质量等，为个人提供更加精准的健康管理建议。

AIGC 在健康管理中的应用具有很多优势。除提高管理效率和准确度之外，AIGC 还可以帮助健康管理师更好地了解用户的健康需求和问题，从而提供更加个性化和全面的健康管理服务。人工智能在健康管理中的应用可以实现个性化管理。每个人的身体状况和健康需求都不同，因此需要定制个性化的健康管理方案。而人工智能可以通过对每个人的健康数据进行分析和处理，为每个人提供个性化的健康管理方案，实现了更加精细化的管理。

（3）实现智能化健康教育和知识普及

AIGC 技术可以通过自然语言处理技术对大量的健康知识进行学习和处理，构建一个健康知识库和专家系统平台。健康管理师可以利用这个平台为患者提供更加智能化、个性化的健康管理服务，提高患者的健康意识和自我管理能力。

（4）提高工作效率和降低成本

AIGC 在健康管理中的应用可以提高管理效率。传统的健康管理需要人工进行信息采集、整理和分析，不仅耗时而且容易出错。而 AIGC 技术可以通过自动化的方式进行信息采集和分析，大大缩短了管理时间，提高了管理效率，降低了失误率。

AIGC 可以为用户提供更加便捷和及时的健康管理服务。例如，用户可以通过智能设备和移动应用程序随时随地检测自己的健康状况，并将数据传输到云端进行分析和处理。同时，AIGC 还可以根据用户的健康状况和需求，为用户提供个性化的健康建议和干预措施，从而帮助用户更好地管理自己的健康。AIGC 技术还可以自动化地处理大量的健康数据和信息，减轻健康管理师的工作负担，提高工作效率。同时，通过 AIGC 技术提供的智能化、个性化的服务，可以降低医疗成本和减少医疗资源的浪费。

（5）建立健康档案和进行风险预测

AIGC 技术可以整合个人的体检报告、医疗记录、健康管理方案等数据，建立个人专属健康档案。通过对个人健康档案的分析和处理，可以及时发现并管理潜在的健康风险，预防疾病的发生。同时，AIGC 技术还可以通过机器学习等技术对大量的健康数据进行学习和预测，为个人提供更加精准的健康风险预测服务。

（6）增强医患沟通和提高客户参与度

AIGC 技术可以通过智能问诊和健康管理为患者提供更加便捷和高效的医疗服务。患者可以通过智能设备或移动应用程序进行在线咨询和交流，与健康管理师建立更加紧密的联系。同时，AIGC 技术还可以通过智能化的设备和传感器检测患者的生理数据如心率、血压等指标，在患者需要长期跟踪和管理的情况下，可以为患者提供更加全面准确的情况评估，进而为其提供更加个性化的治疗方案。

总的来说，AIGC 技术对健康管理师的帮助，主要体现在提高健康检测和评估的准确性，优化健康指导和干预方案，实现智能化健康教育和知识普及，提高工作效率和降低成本，建立健康档案和进行风险预测，增强医患沟通和提高患者参与度等方面。这些帮助，可以进一步提高健康管理师的服务质量和效率，更好地满足人民群众的健康需求，实现健康中国的战略目标。

第二节　智能化健康管理场景三部曲

随着人工智能技术的不断发展，人工智能在健康管理领域的应用也在不断拓展。AIGC 通过语音识别、图像识别等人工智能化技术赋能健康管理师，为个体或群体提供智能化的信息采集、风险评估及健康干预等一站式健康管理服务，为传统的健康管理行业注入了新的活力。近年来，随着人工智能技术的不断发展，一种全新的健康管理方式——AIGC 健康管理应运而生。

AIGC 是一种生成式人工智能技术，它可以通过对大量数据的分析和学习，自主地生成新的知识和信息。传统的健康管理方式存在一些难以忽视的问题，如信息采集不准确、风险评估不足、干预措施不够个性化等。在健康管理领域中，AIGC 技术可以为我们带来许多新的应用场景和无限的可能性。

1. 智能化信息采集

在传统的健康管理中，信息的采集主要依靠人工询问和填写问卷等方式。不仅效率低下，还容易出现误差。而 AIGC 可以通过语音识别、图像识别等技术，快速、准确地采集健康信息。例如，用户可以通过语音识别技术采集用户的病史、生活习惯等信息；同时，AIGC 通过图像识别技术，也可以分析用户的照片或视频等图像资料，自动识别用户的身体健康状况、运动姿势、身高、体重、血压等生理指标。这些信息的采集不仅提高了效率，而且准确度也得到了极大的提升。

2. 智能化风险评估

通过对采集的健康信息进行分析，AIGC 可以帮助健康管理师快速地进行风险评估。例如，通过对用户的病史、生活习惯等信息进行分析，可以评估出用户患某种疾病的风险；通过对用户的生理指标进行分析，可以评估出用户的健康状况及发展趋势。这种风险评估不仅更加准确，而且效率也得到了极大的提升。例如，AIGC可以通过对大量医学文献的学习和分析，结合用户的健康信息，自动地生成个性化的健康管理方案和干预措施。这种方案和措施不仅更加精准和有效，而且也节省了健康管理师大量的时间和精力。

3. 智能化健康干预

在传统的健康管理中，健康干预主要依靠健康管理师的经验和判断，不仅效率低下，而且效果也不一定理想。而AIGC可以通过大数据分析、机器学习等技术，为健康管理师提供更加智能化、个性化的健康干预方案。例如，通过对用户的饮食、运动等生活习惯进行分析，可以为用户制订更加个性化的饮食和运动方案；通过对用户的生理指标进行分析，可以为用户提供更加个性化的药物和治疗方法。这种健康干预不仅更加高效，而且效果也更加理想。例如，AIGC可以通过对用户的心率、血压等生理指标进行实时检测和分析，及时发现用户的健康问题并给出相应的干预措施。这种措施不仅可以有效地预防和治疗疾病，而且也提高了用户的生活质量和幸福感。

第三节　健康管理师是否会被人工智能取代？

随着科技的快速发展，人工智能在许多领域的应用越来越广泛，包括健康管理领域。然而，健康管理师的岗位是否会被人工智能取代，这是一个备受争议的问题。从多个角度进行分析，可以得出以下结论。

1. 揭开人工智能的神秘面纱

在讨论健康管理师是否会被人工智能取代时，以及健康管理师与人工智能之间的关系之前，我们不如先深度了解和运用人工智能 ChatGPT 和文心一言，我们统称为 AI 工具，我们打开电脑和手机端，今天使用的是 GPT4.0 和文心一言 4.0 版本。既然本书是讲健康管理，那么就以营养健康知识咨询为例。

在营养和健康这个领域中，它有三个维度，首先体会到 AI 可以提供大量的营养健康信息，还有数据，比如说提供营养素的含量、热量、食谱，简单的食谱制作，营养成分的分析，还有一些营养数据的研究，这些都可以特别高效地帮助营养师，还有健康管理师提供个性化的指导建议，以便于提高服务效率。

比如说想了解一下"100 克的宫爆鸡丁的热量是多少"，AI 就给出了大概是 240 大卡，同样的问题我又问了一遍，文心一言给出的答案是"宫保鸡丁的热量通常为每 100 克 200 大卡左右。不同配料的宫保鸡丁热量可能有所不同，比如 100 克宫保鸡丁（鸡肉、黄瓜、胡萝卜、葱、玉米、青豆等制作）的热量约为 236 大卡"。这样的单纯的数字信息答案，就意味着未来是非常容易获得的，客户根本就没有必要每件事都去问营养师，等着营养师的回复，这样简单的提问人工智能就可以轻松地解决了，而且又快速又高效，毕竟营养师、健康管理师都不会一直盯着手机等着回复。

接下来除单维度的信息以外，还能感受到 AI 可以提供更加智能化的一些解答，可以对它进行一些有难度的提问，虚拟一个人的情况给它，这里面大概包含了五个大的因素变量，比如身高、体重、身体的疾病等各方面，希望它能针对这些问题，提供一个详尽的食谱，但事实上，它并没有提供食谱，它回答的只是一个关于各类的慢性病防治，以及应该如何注意饮食等方面的一些提议。

对这个答案当然不满意了，于是回应它"这只是一个建议，并不是食谱，能不能给一个具体的食谱"，但最终 AI 拒绝了这个请求，它的理由在于个性化的食谱需要个性化的评估，涉及众多因素，因此没有办法生成，事实上，人工智能短期内不能替代真正的营养师来做个人的食谱，因为它涉及太多的个人经验等复杂的因素，比如说地域因素、个人口味、季节等因素，这种情况只能代表在这方面专业数据的"喂养"还不足以支撑 AI 给出完美的回答，如果这个数据"喂养"足够的庞大的话，很多维度的问题对于它来说是非常简单的，可能是对它的期望太高了，第一个尝试比较复杂。

接下来换一种更简单的方式进行提问，模拟一个人，他的体重是超重的，希望做一些有氧及无氧运动，同时这个人伴有高血压，还有腰椎间盘突出，AI 能否推荐一个比较适合并且有针对性的运动方式？这时候 AI 给的答案还是非常令人兴奋的，因为它给出了一个比较系统的建议：首先，建议低强度、低冲击力的运动，并推荐快走、游泳、骑车等运动，接下来，让它提供一个为期 7 天的快走计划，不出所料，它给了一个非常精细的 7 天快走计划，这里面包含每天的热身时间、冷却时间、快走时间，非常细致。然后又让它计算出这些运动计划大概消耗多少能量，它也顺利地给出了答案。

由此我们不难发现，AI 回答问题的程度往往是与提问者的水平有直接关系的，提问的质量决定答案的质量。随着训练越来越频繁，AI 回答问题也越智能。正应了行业一句话，不是 AI 工具不智能，而是使用方法不智能。

2. AI 是健康管理师强大的助手

人工智能在健康管理行业中扮演着重要的角色，人工智能可以为健康管理师提供强大的支持和辅助，帮助他们更好地完成工作。健康管理师利用人工智能提高工作效率和质量。

首先，在健康检测和评估方面，人工智能可以快速、准确地处理大量的健康数据，为健康管理师提供更加全面、准确的检测和评估结果，它可以提供强大的数据分析和处理能力以及智能化的健康检测和评估技术，帮助健康管理师更好地了解患者的健康状况，制订更加精准的健康管理方案。

其次，人工智能还可以通过自然语言处理技术对大量的健康知识进行学习和处理，为健康管理师提供更加智能化、个性化的健康教育服务，提高患者的健康意识和自我管理能力。

此外，人工智能还可以帮助健康管理师提高工作效率和降低成本。例如，通过智能化设备和传感器检测患者的生理数据如心率、血压等指标，可以减少人工检测和评估的烦琐工作，提高工作效率。同时，人工智能还可以通过智能化的药物研发和生产筛选出具有潜在药效的化合物，加速药物研发的过程，降低药品价格，从而降低医疗成本。

对于健康管理师来说，他们可以利用人工智能的技术优势来提高自己的工作效率和质量，同时可以通过人工智能提供的数据和信息更好地了解患者的健康状况，为患者提供更加个性化、精准的健康管理方案。

健康管理师则可以利用人工智能提供更加精准、个性化的健康管理和医疗服务。他们可以通过专业的医学知识和临床经验，为患者提供更加全面、个性化的健康管理和医疗服务，同时可以根据人工智能提供的数据和信息，更好地了解患者的健康状况，为患者提供更加精准的健康管理方案。

未来，随着人工智能技术的不断进步和健康管理师的不断适应和发展，人工智能和健康管理师的合作关系将更加紧密。例如，通过人工智能技术对大量的健康数据进行深入分析和预测，可以帮助健康管理师更好地了解个体的健康状况和未来趋势，从而制订更加个性化的健康管理方案。同时，人工智能也可以辅助健康管理师进行日常事务性工作，如回答患者的常见问题、提供健康资讯和建议等，使健康管理师能够更好地专注于高价值的工作。

3. 人工智能的发展趋势不可阻挡

对于生成式人工智能，ChatGPT 的出现让我们对其有了冲击式的关注和理解。因生成式人工智能功能强大、应用范围广泛，文字、图片、音视频内容相关的从业者在面对"强大助手"上线时，也会感觉到焦虑、恐惧被其取代。从可能性来讲，它可以进行文字生成语音、图像智能编辑、视频智能剪辑、文字续写或纠错等十分多样化的工作，让大家摆脱机械劳动，把时间花在创意性工作上，给文字作者、翻译人员、插画师、视频剪辑师等带来极大的支持。

不仅如此，生成式人工智能还能胜任部分由设计师、程序员甚至专业工程师从事的设计与编程类工作，在提升工作效率的同时让这些专业人士更能发挥所长，减少在初级工作上的时间投入。

与此同时，生成式人工智能对于从业人员的素质和技能，也提出了新的要求。总的来说，决策式人工智能和生成式人工智能均可以帮助用户推进部分工作，如事件决策、创作内容等。可以说，人工智能的合理利用有助于提升客户体验，帮助企业降本增效，并抓住新的商业机会。健康管理师提前熟练运用人工智能工具，也一样能赢得市场先机。

根据刚才的运用案例，我们不难发现，但凡是一种偏向于逻辑性，并且制订规律计划的知识性问题，人工智能基本上都能给出一个满意的答案，除基本知识答案以外，生成式人工智能还可以通过深度学习，分析大量的营养数据，发掘出隐藏在其中的一些规律和趋势，然后做出预测，这个很厉害。

这就意味着未来这种单纯的数字信息是非常容易获得的，客户根本就没有必要每件事都去问健康管理师，等待健康管理师的回复，直接提问给人工智能就可以轻松地解决了，而且又快速又高效，毕竟健康管理师不会一直盯着手机随时回复。

通过跟 ChatGPT 和文心一言 4.0 的对话发现，可以直接获取到答案，非常高效，但这都是它的通用功能。随着"通用大模型"向"专业模型"垂直领域迈进，未来以百度灵医智惠为代表的"产业级"医疗大健康行业模型，会越来越智能，其学习能力和工作能力远远会超过健康管理师。

4. 健康管理师和 AI 是合作关系

在健康管理行业，健康管理师与人工智能完全可以和平共处，共同为人们的健康管理提供更好的服务。人工智能与健康管理师之间并不是竞争关系，而是相互促进、和平共处的关系。

健康管理师是一类专门从事个体和群体健康检测、分析和评估的专业人员。他们的工作涉及复杂的医学知识和丰富的实践经验，需要通过对个体进行健康评估、疾病预防、健康指导等工作，提供个性化的健康管理方案。这需要高度的专业素养和人文关怀，是健康管理师的核心价值所在。

健康管理师的职责，不仅包括进行健康检测、分析和评估，还包括为个体提供健康指导和治疗建议。这些工作需要充分考虑个体的生理、心理和社会因素以及个体之间的差异性和特殊性。虽然人工智能在健康管理领域有一定的应用，例如通过大数据和算法分析个体的健康数据，提供一些基本的健康建议，但是这些建议往往缺乏针对性和个性化，难以满足复杂个体的健康需求。人工智能在健康管理领域的应用可以辅助健康管理师进行一些重复性和简单的工作，但它无法完全替代健康管理师在综合评估和个性化方案制订方面的作用。

健康管理师需要具备深厚的医学健康知识和丰富的实践经验，能够对个体进行健康评估、疾病预防、健康指导等工作。他们需要根据个体的具体情况，提供个性化的健康管理方案，这需要高度的专业素养和人文关怀。目前来说，人工智能无法完全取代健康管理师。虽然人工智能在医疗领域的应用已经越来越广泛，例如诊断疾病、制订治疗方案等，但是健康管理师的工作涉及复杂的医学知识和丰富的临床经验，这些是人工智能目前难以替代的。

此外，人工智能在处理复杂情况和新问题时，仍然存在局限性和数据不足。例如，在面对突发疫情、复杂疾病或其他特殊情况时，健康管理师需要具备灵活的思维和创新能力，以应对不断变化的挑战和需求。而人工智能则可能因为数据不足、算法限制等原因而无法做出准确的判断和处理。

尽管人工智能在健康管理领域的应用前景广阔，但健康管理师的角色仍然不可替代。未来，人工智能和健康管理师的合作将更加紧密，提高工作效率和准确性，共同为个体的健康管理提供更加全面和高效的服务。同时，他们也需要不断更新自己的知识和技能，以适应不断变化的医学技术和健康需求。

5. 运用 AI 工具打造核心竞争力

以上提到的 ChatGPT 和文心一言这些功能对于一个健康从业者来说，无疑是不可或缺的工作助手，可以很大地提高工作效能。但与此同时，客户是不是也可以跳过营养师或者跳过这些专业人员自行寻找答案，对于这种简单的问题，也许未来趋势就不需要健康管理师来回答了，这就带来了另一个疑问，这些基础性的问题都可以由人工智能来解答了，那么健康管理师、营养师、心理咨询师依靠所掌握的这些基础知识体系很难和 AI 竞争。存储量和学习力很难超过生成式 AI，所以说趋势没有办法阻挡，关键是在这样的一个境遇下，应该如何来应对，以下三点非常重要。

第一，要顺应趋势运用 AI 工具。必须要学会掌握 AI 工具的使用方法，事实上，拥有 AI 工具并不难，难在提问方式和提问的结构，实际上有很多的技巧，不同的输入方式和提问方式可以获得不同深度的答案，掌握了提示词技巧，就自然成为人工智能的主人。

第二，要与 AI 工具取长补短。AI 虽然知识渊博，但也有弱点，AI 只能从数据库中调取一些内容，并且通过计算给出一个结果，即使生成式人工智能，它也不能像人一样有触觉、视觉、嗅觉并形成知觉，多维度去感知这个事物，人与人之间是有温度的，因此在未来的工作中懂得表达爱、表达共情、表达关怀这个基础上，更兼具专业性的相信是更具备竞争力的。

第三，要利用 AI 提高竞争力。将来的趋势，可能对单维度的这种专业技术和重复性工作的依赖会越来越少，反而这种多维度的高素质的人才要求会越来越高，在 AI 的帮助下，营养师、健康管理师知识渊博并不一定具备竞争力，取而代之的是新工具的使用能力，比如说 ChatGPT 和文心一言，以及拥有更高的学习力、高情商、高综合素养的人才，这种情况下才能更具竞争优势。

综上所述，人工智能和健康管理师之间不是谁取代谁的问题，而是相辅相成的合作关系。健康管理师在处理复杂情况和新问题时需要具备灵活的思维和创新能力，而人工智能则可以辅助健康管理师进行数据分析和预测等工作，提高工作效率和准确性。两者合作，可以更好地为个体的健康管理提供全面的服务。健康管理师不是被人工智能取代，而是被会使用人工智能的健康管理师取代。

第三章　AI重新定义健康管理师：
健康管理职业的变革与重塑

第一节　AI 健康管理师：AIGC 催生了新的健康管理模式

1. AI 在智能健康信息采集中的应用

人工智能技术赋能健康管理师进行信息采集，为个体或群体提供智能化的信息采集服务，是当前医疗健康领域发展的重要趋势。通过应用人工智能技术，健康管理师可以更高效、更准确地采集个体的健康信息，并提供个性化的健康管理和医疗服务。人工智能技术具有广泛的应用前景和社会价值。

（1）人工智能技术的应用

①语音识别技术

语音识别技术是人工智能技术中的一项重要技术。在健康管理领域中，语音识别技术可以帮助健康管理师更方便地采集用户的健康信息。用户可以通过语音输入自己的病史、家族史、生活习惯等信息，而健康管理师则可以通过语音识别技术将这些信息转化为文本形式，再进行后续的处理和分析。这种信息采集方式具有高效性、方便性、准确性等优点，可以提高健康管理师的工作效率和对个体的健康管理水平。

②图像识别技术

图像识别技术也是人工智能技术中的一项重要技术。在健康管理领域中，图像识别技术可以帮助健康管理师更准确地采集个体的生物标志物信息。个体可以通过医学影像设备（如心电图、X 光片、CT 等）生成自己的生物标志物信息，而健康管理师则可以通过图像识别技术对这些图像进行分析和处理，提取出关键信息，帮助用户更好地了解自己的健康状况。这种信息采集方式具有准确、直观等优点，可以提高健康管理师的工作效率和个体的健康管理水平，同时可以为临床医生提供更准确、更直观的诊断依据，从而降低误诊率和医疗成本，提高医疗质量和安全性。

③大数据分析技术

大数据分析技术是人工智能技术的另一个重要应用领域。在健康管理领域中大数据分析技术可以对大量的健康数据进行处理和分析，从而提取出有用的信息和知识，帮助健康管理师更好地了解用户的健康状况和疾病发展趋势，同时也可以为科研人员提供更准确、更全面的数据支持，从而推动医学科学的进步和发展。

（2）AIGC 在智能信息采集中的应用场景

在当前的医疗健康领域中，健康管理师扮演着重要的角色。他们负责采集个体的健康信息，进行健康评估和风险评估，并提供个性化的健康管理和医疗服务。然而，传统的信息采集方式存在着一些问题，如数据不准确、效率低下等。因此，应用人工智能技术可以大大提高信息采集的效率和准确性，为个体或群体提供更好的健康管理和医疗服务。

①自动化信息采集

在传统的健康管理中，信息的采集主要依靠人工填写表格、面对面采访等方式进行，不仅效率低下，而且容易出现错误。而 AIGC 技术可以通过语音识别、图像识别等技术自动化采集个体的健康信息。例如，个体可以通过语音输入自己的病史、家族史、生活习惯等信息，AIGC技术可以将其转化为文本形式，再进行后续的处理和分析。这种自动化信息采集方式不仅可以大大提高效率，减少人工操作失误率，还可以提高数据的准确性。

②实时监测和预警

AIGC技术可以利用传感器、移动设备等实时监测用户的生理数据和其他健康指标，如心率、血压、血糖等。当发现异常情况时，可以及时发出预警，提醒个体采取相应的措施。例如，如果用户的血糖水平过高，AIGC技术可以自动检测并发出预警，提醒用户及时采取措施控制血糖水平。这种实时监测和预警机制可以提高医疗服务的及时性和有效性，降低医疗风险和并发症的发生率。

③个性化健康管理

AIGC技术可以根据个体的年龄、性别、生活习惯等因素，为其提供个性化的健康管理和医疗服务。例如，根据用户的健康数据和历史记录，可以为个体推荐适合的运动方式、饮食计划等。这种个性化服务可以提高服务质量和满意度，促进个体的健康管理和自我保健意识。同时，AIGC技术还可以对个体的健康数据进行深度分析和挖掘，发现用户潜在的健康风险和疾病趋势，自动为用户提供更加精准的健康管理和医疗服务。

④智能诊断和辅助决策

AIGC技术可以结合医学知识和大数据分析技术，为用户提供智能诊断和辅助决策支持。例如，根据用户的症状、体征和实验室检查结果等信息，可以为其提供可能的诊断建议和治疗方案。这种智能诊断和辅助决策支持可以提高医疗服务的准确性和效率，降低误诊率和医疗成本。同时，AIGC技术还可以对大量的医学数据进行深度学习和模式识别，发现新的疾病诊断方法和治疗方案，推动医学科学的进步和发展。

2. AI 在智能健康分析与风险评估中的应用

在智能化健康风险评估方面，AI 技术为健康管理师提供了强大的支持，下面将详细介绍 AI 技术在智能健康风险评估和预测方面的具体应用，以及提高评估准确率和效率的方法。

（1）AI 在智能健康风险评估的应用领域

智能化健康风险评估是一种基于大数据、人工智能等技术的评估方法，通过对个人或群体的健康状况、生活习惯、环境因素等多维度信息进行全面采集、分析和处理，从而对个体或群体的健康风险进行定量评估和预测。这种评估方法不仅可以为人们提供个性化的健康管理建议，还可以为医疗机构、保险公司等主体提供更精确的健康风险评估服务。

在智能化健康风险评估和预测方面，AI 技术可以应用于多个领域，包括但不限于以下几个方面。

①生理参数监测。通过智能可穿戴设备或移动健康应用，AI 可以实时监测个体的生理参数，如心率、血压、血糖、血氧等。通过对这些数据的分析，AI 可以评估个体患心血管疾病、糖尿病等慢性疾病的风险。

②运动功能评估。AI 可以通过对个体运动视频的分析，评估其运动功能和身体姿态。例如，通过分析走路姿态和步态，可以评估个体患关节炎、骨质疏松等疾病的风险。

③生活习惯评估。AI 可以通过对个体生活习惯数据的分析，评估其健康风险。例如，通过分析饮食记录和运动习惯，可以评估个体患肥胖、糖尿病等疾病的风险。

④疾病预测。基于大量的医疗数据和算法训练，AI可以预测个体患某种疾病的风险。例如，通过分析医疗记录和基因组数据，AI可以预测个体患癌症、心脏病等疾病的概率。

（2）AI在智能健康风险评估中的应用场景

①数据采集和处理

智能化健康风险评估的基础是数据采集和处理。利用人工智能技术，可以通过智能化可穿戴设备、移动健康应用等手段，实现对人体生理数据（如心率、血压、血糖、血氧等）、运动数据（如步数、卡路里消耗等）、饮食数据（如热量摄入、膳食结构等）、环境数据（如空气质量、气候变化等）的实时检测和采集。同时，利用自然语言处理技术，可以实现对健康档案、医疗记录等文本数据的自动录入和解析。

这些数据需要通过AI技术进行有效的处理和分析，以便提取出与健康风险相关的信息。例如，通过自然语言处理技术对医疗记录进行关键词提取和情感分析，可以发现潜在的病情和风险因素；通过机器学习算法对生理数据进行分析，可以预测慢性疾病的风险；通过大数据分析技术对运动数据和环境数据进行挖掘，可以制订出更加精确的运动计划和健康管理方案。

②健康风险评估和预测

基于采集到的多维度数据，AI技术可以通过深度学习和机器学习算法对个体或群体的健康风险进行定量评估和预测。例如，通过对饮食数据、运动数据、生理数据等多维度信息的综合分析，可以实现对高血压、糖尿病等慢性疾病的早期筛查和预测；通过对历史健康数据和环境数据的分析，可以实现对流行病暴发和疫情变化的预测。

与传统的手动评估方法相比，AI技术可以大幅提高评估效率和准确率。

通过机器学习算法对大量数据进行训练和学习，可以自动发现与健康风险相关的模式和规律，从而避免手动评估的主观性和误差。此外，AI技术还可以对数据进行实时更新和处理，及时发现新的风险因素并进行预测和干预。

③个性化健康管理建议

基于健康风险评估和预测结果，AI技术可以为个体或群体提供个性化的健康管理建议。例如，对于有高血压风险的个体，可以通过智能化可穿戴设备或移动应用为其提供个性化的运动计划、饮食建议和生活习惯调整方案；对于已经患有糖尿病的患者，可以通过智能化血糖监测和胰岛素管理，实现对其血糖水平的精准控制。

④医疗资源优化配置

智能化健康风险评估还可以为医疗机构提供更精确的医疗资源优化配置方案。例如，通过对区域内的慢性病发病率、流行病趋势等数据的全面分析和预测，可以为医疗机构合理配置床位、医生和药物等资源提供科学依据。同时，通过对患者病情和康复状况的实时检测和评估，可以为医生制订更合理的诊疗方案提供数据支持。

⑤保险风险评估和定价

在保险行业中，智能化健康风险评估可以为保险公司提供更精确的保险风险评估和定价服务。例如，通过对投保人的健康状况、生活习惯、遗传因素等多维度信息进行全面评估和预测，可以为保险公司制定更加科学合理的保险定价策略提供数据支持。同时，利用人工智能技术对投保人进行实时检测和评估，可以为保险公司提供更加准确的理赔决策支持。

（3）提高分析评估准确率和效率的方法

提高智能化健康风险评估的准确率和效率需要多个方面的技术支持。以下是一些关键方法。

①数据清洗和预处理

对采集到的健康数据进行清洗和预处理，去除异常值、缺失值和噪声数据，提高数据的质量。

②算法选择和优化

根据具体的应用场景和数据特点，选择适合的机器学习算法和深度学习模型进行训练和学习。例如，对于心血管疾病风险评估，可以选择支持向量机、逻辑回归等算法；对于糖尿病风险预测，可以选择神经网络、决策树等模型。同时，通过对算法的优化和调整参数，可以提高模型的准确性和泛化能力。

③数据整合和分析

对多个来源的数据进行整合和分析，如医学影像、病理报告、基因组学等，从中提取与健康风险相关的特征和模式。

④模型验证和更新

通过交叉验证等技术对模型进行验证和调整，以提高模型的准确性。同时，随着数据的变化和算法的更新，需要定期对模型进行优化和更新，以保持其准确性和时效性。

⑤可解释性和透明性

为了提高智能化健康风险评估的可信度和接受度，需要提高算法的可解释性和透明度。例如，通过可视化技术展示模型的决策过程和结果以及提供解释性的报告和建议。

总之，AI在智能化健康风险评估中的应用可以提高评估的准确率和效率，帮助个体更好地了解自己的健康状况，并采取相应的管理措施降低患病风险。随着技术的不断发展和应用场景范围的不断扩大，AI将在智能化健康风险评估领域发挥越来越重要的作用。

3. 制订个性化健康管理方案

个性化健康管理方案是 AI 技术在健康领域中的一项重要应用。通过深度学习和大数据分析，AI 可以基于个体的健康风险评估结果和相关数据，为其提供个性化的运动计划、饮食建议和生活习惯调整方案。以下是一些具体的应用示例。

（1）运动计划

AI 可以通过对个体的年龄、性别、运动史和身体状况等数据的综合分析，为其制订个性化的运动计划。例如，针对有高血压风险的人群，AI 可以为其推荐强度低、时间长的有氧运动，如散步、慢跑等。

（2）饮食建议

AI 可以通过对个体的饮食习惯、营养需求和健康状况等数据的分析，为其提供个性化的饮食建议。例如，对于有糖尿病的人群，AI 可以为其推荐低糖、高纤维的食物，并提醒其控制饮食量和餐次。

（3）生活习惯调整

AI 可以基于个体的生活习惯和健康风险评估结果，为其提供个性化的生活习惯调整方案。例如，对于有睡眠障碍的人群，AI 可以为其推荐改善睡眠的环境和习惯，如保持安静、避免食用刺激性食物等。

（4）在血糖水平的精准控制方面

在血糖水平的精准控制方面 AI 技术也可以发挥重要作用。通过连续的血糖监测和胰岛素管理，AI 可以实时调整胰岛素剂量，确保血糖水平控制在理想范围内。这不仅可以减少糖尿病患者的并发症风险，还可以提高其生活质量。

这些应用都需要大量的数据支持和算法优化。通过不断学习和更新，AI可以逐渐提高其个性化健康管理建议的准确性和效率。同时，为了确保 AI 技术的安全性和可靠性，数据隐私保护和算法透明度也是需要关注的重要问题。

4. 熟练运用智能化健康管理平台

智能化健康管理平台是一个集健康数据收集与分析、健康建议与干预、智能化诊疗、智能化健康提醒、智能化健身指导、智能化运动分析、智能化健身设备以及社交与互动等多个模块于一体的综合性平台。它可以为用户提供全方位的健康管理服务，帮助用户更好地关注和管理自己的身体健康状况，预防和治疗潜在的健康问题。

首先，在智能化健康管理干预方面，该平台通过可穿戴设备、智能手环、智能秤等设备，实时收集用户的健康数据，并进行分析和评估，及时地发现用户身体健康状况的异常情况。同时，根据用户的健康数据和历史健康记录，该平台可以为用户提供个性化的健康建议和干预措施，包括饮食、运动、睡眠等方面的建议。

其次，该平台还可以利用自然语言处理等技术进行智能化诊疗，辅助医生进行诊断和分析，提高诊疗效率和质量。通过语音合成技术等人工智能技术，该平台可以根据用户的健康状况和历史记录，提醒用户注意身体健康状况，预防潜在的健康问题。

最后，智能化健康管理平台是一个集健康管理、健身指导、智能化诊疗、社交互动等多功能于一体的综合性平台。它可以为用户提供全方位的健康管理服务，帮助用户更好地关注和管理自己的身体健康状况。在智能化健康管理干预方面，AIGC还可以构建智能化健康管理平台，为用户提供全方位的健康管理服务。该平台可以包括以下几个模块。

（1）健康数据收集与分析模块。通过可穿戴设备、智能手环、智能秤等设备，实时收集用户的健康数据，并进行分析和评估，及时地发现用户健康状况的异常情况。

（2）健康建议与干预模块。根据用户的健康数据和历史健康记录，为用户提供个性化的健康建议和干预措施，包括饮食、运动、睡眠等方面的建议。

（3）智能化诊疗模块。利用自然语言处理等技术进行智能化诊疗，辅助医生进行诊断和分析，提高诊疗效率和质量。

（4）智能化健康提醒模块。通过语音合成技术等人工智能技术，根据用户的健康状况和历史记录，提醒用户注意身体健康状况，预防潜在的健康问题。

（5）智能化健身指导模块。根据用户的身体状况和健身目标，制订个性化的健身计划，包括运动类型、强度、时长等方面的建议，帮助用户更加科学地进行健身训练。

（6）智能化运动分析模块。利用运动传感器等技术对用户的运动数据进行实时监测和分析，帮助用户了解自己的运动表现和身体状况，提供相应的建议和指导。

（7）智能化健身设备模块。通过智能化的健身设备，例如，智能跑步机、智能健身车等，为用户提供更加便捷高效的健身方式，实时显示用户的运动数据和健身效果，提供各种训练模式和个性化建议。

（8）社交与互动模块。为用户提供一个社交平台，让他们可以与其他健身爱好者进行交流和分享，参加各种健身活动和比赛，提高健身兴趣和参与度。

通过构建智能化健康管理平台，AIGC可以为用户提供全方位的健康管理服务，帮助用户更好地管理自己的身体健康。同时，该平台还可以根据用户的反馈和需求进行不断的优化和升级，提高服务质量和使用体验。

第二节　AI健康讲师：智能健康课程与教育培训

随着人工智能技术的不断发展，AIGC在健康教育领域的应用也越来越广泛。AIGC通过语音识别、图像识别等人工智能技术，为个体提供智能化的健康课程和培训，帮助人们更好地提升健康知识和健康素养。下面将详细介绍AIGC在智能化的健康课程和培训方面的应用及优势。

1. AIGC在健康课程和培训中的优势

（1）提高健康教育的普及率和覆盖面

传统的健康教育方式往往受到时间、地点、人力等方面的限制，难以实现全面覆盖和普及。而人工智能技术的应用可以突破这些限制，通过智能化的健康教育平台和课程，为更多的人提供个性化的健康教育服务。同时，人工智能还可以根据个体的需求和兴趣为其推荐相关的健康知识和服务，提高健康教育的普及率和覆盖面。

（2）提高健康教育的针对性和个性化程度

每个人的健康需求和状况都不尽相同，传统的健康教育方式往往难以满足个性化的需求。而人工智能可以通过对个体信息的分析和挖掘，为其提供更加精准、个性化的健康教育和服务。例如，根据个体的年龄、性别、家族病史等信息预测其患某种疾病的风险并提前采取干预措施，同时可以根据个体的饮食、运动等日常活动情况为其提供个性化的健康建议和治疗方案等。

（3）增强个体的参与度和依从性

AIGC 技术的应用可以增强个体的参与度和依从性，提高其对健康课的学习兴趣和学习动力。通过智能化的健康教育平台和课程以及监督指导等方式，可以让个体更加方便快捷地获取所需的健康知识和服务。同时能够对其不良行为进行及时纠正和干预，提高其对健康教育的依从性和参与度，更好地促进其改善自身健康状况和生活质量。

（4）提高健康教育的效果和质量

AIGC 技术的应用可以大大地提高健康教育的效果和质量。通过智能化的课程推荐和学习资源推荐，以及沉浸式的体验和监督指导等方式，能够更好地满足个体对健康教育的需求，提高其对健康知识的掌握和应用能力。传统的健康教育方式往往存在着效果和质量不佳的问题，而人工智能技术的应用可以通过数据分析和挖掘等技术手段，提高健康教育的效果和质量。例如，通过智能化的监测和数据分析手段可以为个体提供更加准确、及时的健康建议和治疗方案，从而提高其治疗效果和生活质量，同时可以通过智能化的评估和反馈机制对个体的健康行为进行监督和指导，从而提高其健康素养和生活质量。

综上所述，AIGC 在健康教育培训领域的应用涵盖了个性化健康教育课程、智能教育资源推荐、虚拟健康教育平台、智能教育效果评估、智能健康教练和精准健康传播等多个方面。这些应用有助于提高健康教育的效率和质量，促进公众健康素养的提升。

2. AIGC+ 个性化健康课程

（1）语音识别技术应用

AIGC 可以通过语音识别技术，将个体的语音转化为文字，从而实现对个体健康信息的采集和整理。在健康课程中，个体可以通过语音输入自己的健康问题和需求，AIGC 将自动对语音进行识别并生成相应的文字，为个体提供个性化的健康建议和治疗方案。此外，AIGC 还可以通过对个体的语音进行分析，并为其提供个性化的饮食、运动等健康计划。

（2）图像识别技术应用

AIGC 可以通过图像识别技术，对个体的身体状况和健康数据进行监测和分析。在健康课程中，个体可以通过智能设备拍摄自己的身体部位或生理指标图像，AIGC 将对图像进行自动识别并生成相应的健康建议和治疗方案。例如，个体可以通过手机拍摄自己的血压、血糖等生理指标图像，AIGC 将自动对图像进行分析并为其提供相应的饮食和运动建议。此外，AIGC 还可以通过图像识别技术对个体的身体姿势和运动动作进行监测和分析，为其提供个性化的健身指导和训练计划。

（3）个性化推荐应用

AIGC 可以通过对个体信息的精准识别和分析，为其提供个性化的健康课程推荐。这些课程可以根据用户的年龄、性别、体质、健康状况、生活习惯等信息，进行个性化定制。

AIGC 可以为其推荐相应的健康教育内容和学习资源，为个体提供个性化的健康教育课程。例如，针对老年人的健康教育课程，可以包括老年人常见疾病的预防、营养饮食的调整、运动健身的安排等方面的内容；针对慢性病患者的健康教育课程，可以包括疾病管理、药物治疗、生活调养等方面的内容；针对肥胖患者可以为其推荐减肥相关的健康教育课程和饮食运动方案等；针对糖尿病患者可以为其推荐糖尿病相关的健康教育课程和自我管理技巧等。

此外，AIGC 还可以根据个体的学习情况和反馈为其提供个性化的学习资源和支持，提高其学习效果和质量。这有助于提高健康教育培训的针对性和效果，促进个体知识的高效获取和健康素养的提升。

3. AIGC+ 精准健康培训

（1）沉浸式体验应用

AIGC 可以通过虚拟现实技术为个体提供沉浸式的健康教育体验。在虚拟环境中个体可以身临其境地感受疾病的症状和治疗过程，了解疾病的预防和控制方法。例如通过模拟心脏病发作的情景，个体可以更好地了解心脏病的症状和急救方法，同时学习如何在日常生活中预防心脏病的发生。通过模拟手术过程，个体可以了解手术前的准备、手术中的操作及手术后的护理等方面的知识，为将来需要接受手术治疗的患者提供很好的参考和学习帮助。这种沉浸式的体验方式能够让个体更加深入地了解和学习健康知识，提高其健康素养和生活质量。

（2）监督和指导应用

AIGC 可以通过对个体健康行为的监督和指导提高其健康素养和生活质量。通过对个体日常饮食、运动等行为的监测和分析，AIGC 可以为其提供个性化的健康建议和治疗方案，同时对其不良行为进行纠正和干预。例如，通过智能手环等设备监测个体的睡眠情况，当发现个体存在失眠等问题时，AIGC 可以为其提供相应的助眠建议和放松训练，同时对其不良睡眠习惯进行监督和指导，帮助其建立良好的睡眠习惯而提高睡眠质量。此外，在健身方面通过对个体运动数据的监测和分析，AIGC 可以为其提供个性化的健身指导和训练计划，同时对其过度锻炼和不当运动姿势进行监督和纠正，防止运动损伤和提高运动效果。

（3）精准健康教育传播

AIGC 可以通过对用户学习行为和效果的深度分析，为个体提供智能教育效果评估服务。这些评估可以包括用户的学习进度、知识掌握情况、健康行为改变等方面的评估。例如，根据用户的年龄、性别、地域、生活习惯等信息，以及用户的学习记录和健康数据，AIGC 可以分析用户的学习效果和行为变化，为用户提供及时的学习反馈和建议。这有助于提高用户的学习效果和自我管理能力，促进个体健康素养的提升。同时，AIGC 还可以根据用户的学习行为和反馈等信息，不断地优化教育内容和方式，提高健康教育的质量和效果。

第三节 AI 心理咨询师：智能心理咨询与心理辅导

人工智能正在重新定义心理咨询领域。通过语音识别、图像识别等人工智能技术，AIGC 为心理咨询师提供了智能化的工具和辅助系统，帮助个体获得更准确、便捷和个性化的心理健康服务。以下是 AIGC 在心理咨询和心理健康服务中的应用场景以及如何实现这些应用。

1. 语音识别自动化心理测评与干预

（1）自动化心理测评

自动化心理测评是心理咨询中的重要环节，可以帮助咨询师了解用户的情绪、性格、行为等方面的问题。传统的心理测评需要用户填写大量的问卷或进行一系列的测试，过程烦琐且耗时。而通过语音识别技术，用户可以通过语音回答问题，系统自动进行分析和评估，大大提高了测评的效率和准确性。

实现方式：首先利用语音识别技术将用户的语音信息转化为文本；其次通过自然语言处理技术对文本进行分析，提取出相关的特征信息；最后结合心理学知识库进行评估。例如，基于深度学习的语音识别技术可以识别用户的语音内容，然后根据心理学量表进行自动化评估。

（2）智能心理干预

智能心理干预是心理咨询的重要手段之一，旨在帮助用户缓解心理问题或改善不良行为。通过语音识别技术，AIGC 可以辅助心理咨询师进行智能心理干预，提高干预效果和效率。

实现方式：首先利用语音识别技术将用户的语音信息转化为文本；其次通过自然语言处理技术对文本进行分析，提取出相关的特征信息；最后结合心理学知识和机器学习算法对用户的问题进行分类和评估，然后自动生成个性化的干预方案或建议。例如，基于自然语言处理技术的语音识别系统可以识别用户的情绪状态，然后根据心理学原理自动生成相应的干预策略或建议。

2. 非语言行为的智能心理监测与干预

（1）情绪识别与评估

情绪识别与评估是心理咨询中关注的重要方面之一。通过图像识别技术，AIGC 可以帮助心理咨询师识别和评估用户的情绪状态，以便更好地了解用户的心理问题。

实现方式：利用图像识别技术对用户的面部表情、眼神、姿势等进行分析并提取特征信息。结合心理学知识和机器学习算法对用户的情绪状态进行分类和评估。例如，基于深度学习的面部表情识别技术可以自动识别人脸的表情，并根据不同表情的情绪状态进行评估。

（2）非语言行为的监测与干预

非语言行为是心理咨询中重要的信息来源之一，包括面部表情、肢体语言、语气等。通过图像识别技术，AIGC可以帮助心理咨询师监测用户的非语言行为，以便更好地了解用户的心理状态和问题。同时，AIGC还可以辅助心理咨询师进行非语言行为的干预和训练。

实现方式：利用图像识别技术对用户的面部表情、肢体语言、语气等进行监测与分析。结合心理学知识和机器学习算法对用户的非语言行为进行分类和评估。例如，基于深度学习的肢体语言识别技术可以自动识别人体的动作和姿势，并根据肢体语言的含义进行评估和干预。同时可以利用虚拟现实技术构建虚拟场景，让用户身临其境地体验各种情绪状态和非语言行为，进行自我观察和训练。

3. 个性化心理智能健康管理

（1）个性化心理辅导与建议

通过人工智能技术，AIGC可以根据用户的个人信息、心理测评结果和非语言行为表现等，为用户提供个性化的心理辅导和建议。这些建议可以包括学习、工作、生活等方面的指导，以及如何应对各种心理问题和挑战。

实现方式：利用人工智能技术对用户的个人信息、心理测评结果和非语言行为表现等进行分析和挖掘。结合心理学知识和机器学习算法对用户的问题进行分类和评估，然后自动生成个性化的心理辅导和建议。例如，基于深度学习的人工智能模型可以根据用户的信息自动生成个性化的心理咨询建议和干预方案，帮助用户更好地应对心理问题。同时可以结合虚拟现实技术构建个性化的虚拟场景，为用户提供沉浸式的心理辅导体验。

（2）智能心理健康管理平台

通过构建智能心理健康管理平台，AIGC可以帮助用户进行自我心理健康管理和提升生活质量。平台可以提供各种心理健康服务和支持，包括在线心理咨询、心理测评、情绪管理、压力缓解等方面的指导和帮助。

实现方式：利用人工智能技术构建一个智能心理健康管理平台，用户可以通过平台进行自我心理健康管理和提升生活质量。平台可以提供各种心理健康服务和支持，包括在线心理咨询、心理测评、情绪管理、压力缓解等方面的指导和帮助。

①基于自然语言处理技术的智能问答系统，可以为用户提供及时的心理咨询和支持。

②基于深度学习的情绪管理系统，可以帮助用户进行自我情绪管理和调节。

③基于虚拟现实技术的压力缓解训练，可以为用户提供沉浸式的放松训练。

同时可以结合大数据技术对用户的心理健康数据进行挖掘和分析，为用户提供个性化的心理健康服务和支持，提高用户的生活质量和幸福感！这种智能化的心理健康管理平台，为个体提供了一种全新的心理健康服务模式，带来了更准确、更便捷、更个性化的体验！

4. AIGC在心理咨询中的场景应用

（1）AI在心理咨询中的主要应用是提供个性化的建议和反馈

心理咨询师需要根据客户的情况和问题，提供个性化的解决方案。AI可以通过分析大量的数据，学习如何根据客户的问题和背景，提供合适的建议和反馈。例如，AI可以通过分析客户的语言模式、情感表达等，判断客户的情绪状态，然后提供相应的建议。这种应用可以有效地减轻咨询师的工作负担，提高工作效率，同时可以为客户提供更加个性化的服务。

（2）AI可以帮助心理咨询师进行初步的诊断和分析

在传统的心理咨询中，咨询师需要花费大量的时间进行初步的诊断和分析，以确定客户的健康问题和需要采取的治疗方案。然而，AI可以通过自然语言处理和机器学习等技术，自动分析客户的问题，提供初步的诊断结果和治疗建议。这可以帮助咨询师更快地确定治疗方案，提高工作效率。初步诊断是心理咨询的重要环节，AI的应用可以提高诊断的准确性和效率，为咨询师提供有力的支持。

（3）AI可以提供情感支持和关怀

在心理健康领域，情感支持和关怀是非常重要的部分。AI可以通过情感分析技术，识别客户的情感状态，并提供相应的支持和关怀。例如，AI可以通过分析客户的语言和情感表达，判断客户的情绪是否稳定，如果发现客户情绪不稳定，会自动提醒咨询师进行干预。这种应用可以有效地减轻咨询师的工作负担，同时可以为客户提供更加及时和个性化的支持。

（4）AI在心理健康领域中还可以用于风险评估和预测

心理健康问题往往存在一定的风险性，例如自杀倾向等。AI可以通过分析客户的行为和情感表达，进行风险评估和预测，及时发现风险并进行干预。这种应用可以提高心理健康问题的发现和处理效率，为客户提供更加及时和有效的帮助。

（5）AI在心理健康领域中还可以用于教育和宣传

心理健康问题的认知度和接受度相对较低，AI可以通过自然语言处理等技术，生成易于被理解和接受的内容，进行心理健康教育和宣传。例如，AI可以生成关于心理健康的动画、漫画等素材，通过社交媒体等渠道进行传播和教育。这种应用可以提高公众对心理健康问题的认识和接受度，为客户提供更加全面的帮助。

综上所述，AI在心理咨询领域的应用具有巨大的潜力。通过智能推荐、语音识别和NLP等技术，可以为患者提供更个性化、更高效的治疗方案。但是，仍需解决数据隐私、技术成熟度和人类情感理解等问题。未来，随着技术的不断进步和发展，AI在心理咨询领域的应用将更加广泛和深入。同时，需要加强与人类咨询师的紧密合作，共同提高治疗效果和服务质量。

5. 心理咨询师工作方式与岗位角色改变

人工智能在心理咨询与心理辅导领域的应用，可以使心理咨询师的工作方式和岗位角色产生以下改变。

（1）工作方式的改变

①信息收集与分析。心理咨询师需要收集客户的相关信息，包括他们的背景、问题、需求等，以进行有效的咨询或心理辅导。人工智能可以通过大数据分析，帮助心理咨询师快速准确地获取这些信息。此外，AI还可以对数据进行分析，提供更深入的洞察和预测，为心理咨询师提供更有效的咨询策略。

②自动化咨询与反馈。人工智能可以提供自动化的咨询和反馈服务。通过自然语言处理和语音识别技术，AI可以与用户进行对话，了解他们的需求和问题，并给出相应的建议和反馈。这可以减轻心理咨询师的工作负担，提高咨询效率，同时可以为用户提供更便捷、及时的服务。

③智能推荐资源。人工智能可以根据心理咨询师的需求和用户的特征，智能推荐相关的资源，包括书籍、文章、视频、音频等。这可以帮助心理咨询师更好地学习和掌握相关的知识和技能，提高他们的专业水平。

④监督与评估。人工智能还可以对心理咨询师的咨询过程和效果进行监督和评估。通过数据分析和模式识别，AI可以检测咨询师的绩效和表现，提供反馈和建议，帮助他们提高工作效率和质量。

（2）岗位角色上的改变

①信息处理与决策支持。人工智能可以帮助心理咨询师处理大量的信息和数据，提供决策支持和建议。这使心理咨询师可以将更多的时间和精力投入与客户面对面的咨询和辅导中，更专注于解决客户的问题和提供个性化的服务。

②客户关系管理。人工智能可以帮助心理咨询师更好地管理客户关系。例如，AI可以根据客户的偏好和需求，自动安排咨询时间和地点，为客户提供更便捷的服务。这可以提高客户的满意度和忠诚度，同时可以减轻心理咨询师的工作负担。

③知识管理和学习支持。人工智能可以作为心理咨询师的知识管理和学习支持工具。它可以存储和整理大量的知识信息，为心理咨询师提供参考和学习资源。同时，AI还可以根据心理咨询师的需求和水平，提供个性化的学习计划和推荐资源，帮助他们不断地提高专业能力和素质。

总之，人工智能的引入可以改变心理咨询师的工作方式和岗位角色。通过利用AI的技术优势，心理咨询师可以更好地服务于客户，提高工作效率和质量，同时可以更好地管理和规划自己的工作和生活。

第四节　AI营养师：智能营养配餐与营养管理

传统的营养管理方法通常依赖于人工计算和评估，不仅效率低下，而且容易出错。近年来，人工智能技术的迅速发展为营养管理师带来了新的解决方案。其中AIGC作为人工智能的一种类型，通过语音识别、图像识别等技术赋能营养师，为个体提供智能化的饮食和营养健康服务。本节将详细介绍AI在营养管理方面的应用，包括个体化营养评估、智能配餐、营养知识普及等方面，并分析其优势和劣势。本节将详细介绍AIGC在营养健康管理领域的应用。

1. 语音识别 + 智能营养管理

语音识别技术可以将用户的语音信息转化为文本，从而让机器更好地理解用户的意图。在营养健康领域，AIGC可以通过语音识别技术来实现自动化营养咨询和智能营养管理。

（1）自动化营养咨询

用户可以通过语音与系统进行交互，输入自己的饮食偏好、身体状况、健康目标等信息，系统自动进行分析和评估，为用户提供个性化的营养建议和饮食计划。这种自动化咨询方式大大提高了用户获取营养建议的效率和准确性。

实现方式：利用语音识别技术将用户的语音信息转化为文本，然后通过自然语言处理技术对文本进行分析，提取出相关的特征信息。结合营养学知识库和机器学习算法对用户的问题进行分类和评估，然后自动生成个性化的营养建议和饮食计划。例如，基于深度学习的语音识别技术可以识别用户的语音内容，然后根据营养学原理自动生成相应的饮食建议。

（2）智能营养管理

通过语音识别技术，AIGC还可以辅助营养师进行智能营养管理。系统可以根据用户的身体状况、饮食偏好和营养目标等信息，为用户提供个性化的饮食建议和管理方案，帮助用户实现长期的健康管理。

实现方式：利用语音识别技术将用户的语音信息转化为文本，然后通过自然语言处理技术对文本进行分析，提取出相关的特征信息。结合营养学知识和机器学习算法对用户的饮食进行评估和管理，为用户提供个性化的饮食建议和管理方案。例如，基于自然语言处理的语音识别系统可以识别用户的饮食偏好和习惯，然后根据营养学原理自动生成相应的饮食建议和管理方案。

2. 图像识别 + 智能营养管理

图像识别技术可以对图片进行分析和识别，从而提取其中的特征信息。在营养健康领域，AIGC可以通过图像识别技术来实现食品识别与营养分析和智能菜单推荐等功能。

（1）食品识别与营养分析

图像识别技术在食品识别和营养分析方面具有广泛的应用前景。通过图像识别技术，用户可以通过拍摄食品照片或上传图片等方式，获取食品的营养成分和热量等信息。这种方式比传统的食品标签识别更加便捷和准确。

实现方式：利用图像识别技术对食品照片或图片进行分析并提取特征信息。结合营养学知识和机器学习算法对食品的营养成分和热量等信息进行评估和分析。例如，基于深度学习的图像识别技术可以自动识别食品照片中的食材和种类，并根据食品数据库中的信息提供相应的营养成分和热量信息。

（2）智能菜单推荐

通过图像识别技术，AIGC 可以辅助营养师进行智能菜单推荐。系统可以根据用户的身体状况、饮食偏好和营养目标等信息，为用户推荐合适的菜品和餐饮方案。这种方式比传统的菜单推荐更加智能化和个性化。

实现方式：利用图像识别技术对餐厅或菜谱的照片进行分析和提取特征信息。结合营养学知识和机器学习算法对菜品和餐饮方案进行评估和推荐。例如，基于深度学习的图像识别技术可以自动识别菜谱照片中的食材和菜品种类，并根据用户的饮食偏好和营养目标等信息自动生成相应的菜品推荐和餐饮方案建议。

3. AI+ 个体化营养评估

通过人工智能技术，AIGC 可以根据用户的个人信息、身体状况、饮食偏好和营养目标等信息，为用户提供个性化的饮食计划和指导服务。这些建议可以包括学习、工作、生活等方面的指导，以及如何应对各种营养问题和挑战。个体化营养评估是 AI 在营养管理方面的重要应用之一。通过分析个体的生理指标、生活习惯、疾病史等信息，AI 可以帮助个体了解自己的营养状况，从而制订出更加有针对性的营养管理方案。个体化营养评估主要包括以下方面。

（1）生理指标分析

AI 通过对个体生理指标的监测和分析，如身高、体重、血压、血糖等，可以对个体的营养状况进行评估。例如，AI 可以通过分析个体的身高和体重数据，计算出其身体质量指数（BMI），进而判断个体是否超重或肥胖。此外，AI还可以通过分析个体的血压和血糖数据，预测个体患心血管疾病等慢性疾病的风险，从而为个体提供相应的营养建议。

（2）饮食习惯调查

AI可以通过问卷调查或生活习惯记录等方式，了解个体的饮食习惯、进食频率、食物种类选择以及烹饪方式等。通过对这些数据的分析，AI可以评估个体的膳食质量和营养摄入情况，从而为个体提供更加有针对性的营养管理建议。例如，对于喜欢吃高盐、高脂肪和高糖食物的个体，AI可以提醒其改善饮食习惯，增加蔬菜、水果和全谷物等富含营养的食物摄入。

（3）疾病史评估

AI可以通过分析个体的疾病史，了解个体是否存在某些慢性疾病或特殊疾病，如糖尿病、高血压、心脏病等。对于存在慢性疾病或特殊疾病的个体，AI可以评估其对某些营养素的需求情况，如需要控制血糖的糖尿病患者或需要增加蛋白质摄入的心脏病患者。基于这些评估结果，AI可以为个体提供相应的营养管理方案，例如制订个性化的饮食计划或推荐特定的营养补充剂。

4. AI+个性化营养配餐

利用人工智能技术对用户的个人信息、身体状况、饮食偏好和营养目标等信息进行分析和挖掘。结合营养学知识和机器学习算法对用户的问题进行分类和评估，然后自动生成个性化的饮食计划和指导服务。例如，基于深度学习的人工智能模型，可以根据用户的信息自动生成个性化的饮食计划和建议，帮助用户更好地应对营养问题。同时可以结合虚拟现实技术构建个性化的虚拟场景，让用户身临其境地体验各种营养健康服务，接受自我观察和训练！智能配餐是AI在营养管理方面的另一个重要应用。通过分析食物的营养成分和相互作用关系，AI 可以为个体提供更加科学、合理的饮食建议。智能配餐主要包括以下方面。

（1）营养成分分析

AI 可以通过分析食物的营养成分表，了解各种食物的营养组成。例如，AI 可以分析出食物中蛋白质、脂肪、碳水化合物、纤维素、维生素和矿物质的含量。基于这些营养成分数据，AI 可以为个体提供相应的饮食建议，例如，增加富含蛋白质的食物摄入或减少高脂肪食物的摄入。

（2）相互作用关系评估

AI 还可以通过对食物之间相互作用关系的评估，了解食物搭配的合理性和科学性。例如，AI 可以分析出某些食物搭配可能导致营养成分的损失或产生不良反应，如豆腐与菠菜搭配可能导致钙吸收不良。因此，AI 可以为个体提供更加合理的饮食建议，避免不良的食物搭配。

（3）个性化配餐方案制订

基于个体的营养评估结果和智能配餐建议，AI 可以为个体制订出更加个性化的配餐方案。这些方案不仅需要考虑个体的营养需求和食物过敏史等因素，还需要考虑个体的口味和饮食习惯等因素。例如，对于需要控制血糖的糖尿病患者，AI 可以为其制订低糖饮食计划；对于需要增加蛋白质摄入的心脏病患者，AI 可以为其推荐适量的鱼肉、豆类等富含蛋白质的食物。通过制订个性化的配餐方案，AI 可以帮助个体实现更加有效的营养管理。

人工智能可以帮助个体了解自己的营养状况，制订出更加有针对性的营养管理方案，实现更加科学、合理的饮食。未来，随着人工智能技术的不断发展和完善以及更多高质量数据的支持，AI 在营养管理方面的应用将会更加精准、智能和个性化。

5. 营养师工作方式与岗位角色转变

在人工智能时代，营养师开展个性化智能营养指导与营养管理时，工作方式和岗位角色发生了以下转变。

（1）工作方式的转变

营养师需要利用人工智能技术，建立个性化营养指导系统。通过收集患者的个人信息、健康状况、饮食偏好等数据，系统可以生成个性化的营养指导方案，为患者提供更精准的营养建议和治疗方案。智能化和数据化的发展为营养师提供了新的手段和工具，比如智能化营养配餐系统、健康管理 App等，可以帮助营养师更快速、更精准地为患者提供营养咨询和服务。营养师需要不断地学习和掌握新的技能，比如，数据分析和人工智能相关知识，以便更好地利用这些工具和手段。

（2）岗位角色的转变

营养师的职责不仅是提供营养咨询和建议，还需要进行数据分析和预测。通过分析患者的健康数据和饮食数据，营养师可以预测患者的营养需求和健康状况，并提供更精准的营养指导和治疗方案。营养师需要更多地参与研究和开发工作，与人工智能专家合作，共同探索新的技术和方法，以提高个性化智能营养指导的准确性和效率。

总之，在人工智能时代，营养师开展个性化智能营养指导与营养管理时，工作方式和岗位角色都发生了一定的转变。为了更好地适应新的时代需求，营养师需要不断学习和更新自己的知识和技能。同时，需要与人工智能专家和其他专业人士合作，共同探索和创新个性化智能营养指导与营养管理的方式和方法，并熟练掌握运用人工智能工具。

第五节　AI 中医健康管理师：智能中医健康管理

中医健康管理是一种以预防为主的健康管理方式，通过中医理论和方法对个体进行全面的健康评估和调理，以达到预防疾病、提高健康水平的目的。中医健康管理是一个综合的过程，它涉及建立健康档案、进行体质辨识、制订养生方案和干预方案等多个方面。而人工智能在中医健康管理方面的应用，可以为中医健康管理带来更多的创新和发展。

1. 智能中医健康档案的建立与存储

中医健康档案是中医健康管理的基础，通过建立个体中医健康档案，可以记录个体的基本信息、体质辨识结果、养生方案和干预方案等。传统的建立中医健康档案的方式需要人工录入信息，工作量大且容易出错。而利用人工智能技术，可以通过自动识别、转换、关联等技术，快速准确地建立个体中医健康档案，通过中医健康管理系统，完成基本用户信息录入以及体质辨识问卷信息采集，存储并上传至各健康管理机构专属的云端服务器，提高工作效率和准确性。同时，人工智能还可以对大量的中医健康数据进行挖掘和分析，发现其中的规律和特征，为中医健康管理师开展后续工作提供有力的数据支持。

2. 智能中医体质辨识与评估

中医体质辨识是中医健康管理的重要环节，通过对个体进行体质辨识，可以了解个体的体质类型和偏颇状态，从而制订相应的养生和干预方案。云端服务器接收到终端传输来的体质辨识问卷及各项中医相关数据后直接出具中医评估报告，此报告是对问卷进行分析得出用户是中医九大体质中的什么体质，并对该体质的特征进行分析。人工智能在这方面具有很大的应用潜力。

首先，可以利用人工智能对大量的中医体质辨识数据进行学习，掌握各种体质类型的特点和判断标准，提高体质辨识的准确性和效率。

其次，人工智能还可以对个体的多维度健康数据进行挖掘和分析，综合考虑多个因素，对个体的整体健康状态进行全面评估，为后续的养生和干预方案制订提供更为准确的依据。

3. 智能中医养生与干预方案制订

针对每个用户健康辨识结果，云端服务器自动从海量数据库养生方案方阵中提取出相应的养生方案，这个方案主要针对体质的偏颇状进行调节，如痰湿质、气虚质、阳虚质、血瘀质等。根据中医健康档案和体质辨识结果，可以制订相应的中医养生和干预方案。人工智能在这方面也具有很大的应用价值。

首先，可以利用人工智能对大量的中医养生和干预方案进行学习，掌握各种方案的适用范围和优缺点，根据个体的具体情况进行方案推荐。

其次，人工智能还可以对个体的多维度健康数据进行挖掘和分析，综合考虑多个因素，为个体制订更为精准的养生和干预方案，提高方案的有效性和针对性。

中医健康云端服务器在根据健康状态辨识报告给出养生方案的同时，还会从海量数据库的干预方案方阵中提取出一份相应的干预方案。

4. 智能中医监测与预警

中医健康管理需要对个体的健康状态进行实时监测和预警，以便及时发现异常情况并采取相应的干预措施。人工智能可以通过对个体的生理数据、行为数据等进行实时监测和分析，及时发现异常情况并发出预警信号，提高健康管理的及时性和有效性。例如，可以利用人工智能对个体的血压、心率、睡眠等数据进行实时监测和分析，及时发现高血压、心脏病等潜在疾病的风险，提醒个体及时就医并进行干预。

5. 中医健康管理师工作方式与岗位角色转变

人工智能的引入可以为中医健康管理带来许多改变和挑战。以下是一些可能的转变和挑战。

（1）转变工作方式

数据驱动的决策，AI 技术可以处理和分析大量的健康数据，帮助健康管理师做出更准确的决策。例如，AI 可以通过数据分析和模式识别，预测患者的患病风险和疾病发展趋势，从而为患者提供个性化的健康计划。自动化和智能化，AI 可以自动化执行许多烦琐的任务，如自动提醒、自动预约、自动随访等。这可以提高健康管理师的工作效率，减轻工作压力，让他们有更多的时间关注患者的个性化需求。患者教育和支持，AI 技术可以提供实时、个性化的健康教育和支持，帮助患者更好地理解和管理自己的健康状况。这不仅可以提高患者的健康素养，还可以增强患者对健康管理师的信任和满意度。

（2）转变岗位角色

更注重预防和管理，随着 AI 技术的引入，健康管理师的角色可能会从传统的注重诊断和治疗转变为更注重预防和管理。他们需要关注患者的整体健康状况，制订个性化的健康计划，并实施干预措施以预防疾病的发生和发展。成为患者教育者和指导者，AI 技术可以提供患者教育，但健康管理师仍然需要成为患者的主要教育者和指导者。他们需要与患者建立密切的合作关系，提供个性化的建议和支持，帮助患者实现健康目标。跨学科合作，AI 技术的应用需要不同学科之间的合作，包括医学、计算机科学、数据科学等。中医健康管理师需要与这些学科的专家合作，共同开发和实施 AI 技术在中医健康管理中的应用。

（3）面临挑战

管理变革，引入 AI 技术可能需要改变现有的工作流程和组织结构，以适应新的技术和工具。这需要领导层具备创新思维和变革管理能力，以推动组织文化的转变和适应新的工作环境。技术的更新和培训，随着 AI 技术的不断发展，健康管理师需要不断更新自己的知识和技能。他们需要学习新的技术和工具，了解如何将 AI 技术与中医健康管理相结合，并能够有效地应用于实践中。伦理和隐私保护，在利用 AI 技术进行中医健康管理时，需要关注伦理和隐私保护问题。例如，当 AI 模型的预测结果与医生的判断不同时，谁应该负责决策？此外，患者的健康数据是敏感和保密的，必须受到严格的保护。因此，需要制定相关的伦理指南和法规来解决这些问题。

人工智能在中医健康管理方面的应用展现出了巨大的潜力。它能有效地对个体的健康数据进行挖掘和分析，提高体质辨识的准确性和效率，同时根据个体的具体情况制订更为精准的养生和干预方案。这不仅能够提高中医健康管理的效率和质量，还可以实现个性化、精准化的健康管理。

总的来说，人工智能在中医健康管理方面的应用为中医健康管理师提供了新的手段和方法。它可以提高中医健康管理的效率和质量，实现个性化、精准化的健康管理。未来，随着技术的不断发展，人工智能在中医健康管理方面的应用将更加广泛和深入，从而为中医健康管理师开展工作带来更多的创新和发展。

第六节　AI 睡眠管理师：智能睡眠健康管理

睡眠障碍不仅影响人们的身体健康，还会影响人们的情绪、工作和生活质量。因此，睡眠健康管理越来越受到人们的关注。近年来，人工智能在睡眠障碍的诊断、治疗和健康管理方面发挥着越来越重要的作用。本节将详细介绍 AI 在睡眠障碍与睡眠健康管理方面的应用。

1. AI 睡眠障碍诊断

（1）睡眠监测设备的发展

随着科技的发展，越来越多的智能睡眠监测设备被研发出来。这些设备通过佩戴在身体上的传感器，可以监测睡眠过程中的呼吸、心率、体温、体动等生理参数，以及睡眠环境中的温湿度、噪声等环境参数。通过分析这些数据，可以评估睡眠质量、诊断睡眠障碍。

数据分析：通过收集患者的睡眠数据，如睡眠时长、睡眠深度、呼吸频率等，利用人工智能技术对数据进行深度分析，以识别出是否存在睡眠障碍。这种数据分析方法不仅可以提高诊断的准确性，还可以降低误诊率。

（2）AI 在睡眠监测数据分析中的应用

传统的睡眠监测数据分析方法主要依靠人工读图和评估，不仅效率低，而且容易出错。而 AI 技术的应用可以大大地提高数据分析的准确性和效率。通过机器学习算法，可以对大量的睡眠监测数据进行学习和分析，自动识别出异常的睡眠数据，从而辅助医生进行诊断。

自动诊断：基于人工智能算法，可以对收集的数据进行实时诊断，自动判断患者是否患有睡眠障碍，以及障碍的类型和程度。这大大提高了诊断的效率，并使医生能够更加专注于治疗方案的设计和实施。

2. AI 睡眠障碍治疗

通过分析患者的病历、生理数据和睡眠数据等信息，人工智能可以针对每个患者的具体情况，提供个性化的治疗方案。例如，对于有不同类型睡眠障碍的患者，人工智能可以推荐不同的治疗方法，如药物治疗、心理治疗或物理治疗等。

①睡前放松指导。AI 可以根据用户的情绪状态和睡眠需求，为用户提供睡前放松指导，例如，冥想、呼吸练习、放松音乐等方面的建议。

②睡眠呼吸监测。AI 可以通过智能硬件设备监测用户的呼吸状态，包括呼吸频率、深度等方面，以及识别呼吸暂停等症状。这可以帮助用户及时发现并解决睡眠呼吸问题。

③睡眠数据分析。AI 可以对用户的睡眠数据进行处理和分析，帮助用户更好地了解自己的睡眠状态。例如，可以分析用户的睡眠周期、睡眠深度、睡眠时长等数据，并生成相应的图表和报告。

④睡眠质量评估。通过分析用户的睡眠数据，AI 可以评估用户的睡眠质量，包括睡眠时间、睡眠效率、睡眠潜伏期等方面，帮助用户了解自己的睡眠状况。

⑤睡眠建议提供。基于用户的睡眠数据和 AI 分析结果，可以为用户提供个性化的睡眠建议。例如，针对不同用户的不同睡眠问题，可以提供改善睡眠环境、调整生活习惯、进行认知行为疗法等方面的建议。

3. 智能睡眠健康管理

（1）睡眠教育

提高公众对睡眠的认识和重视程度是促进睡眠健康的重要手段。AI可以通过大数据和算法分析，针对不同人群的需求和特点，提供个性化的睡眠教育内容和建议，包括睡眠卫生、睡眠环境、睡眠习惯等方面的指导。

（2）生活方式干预

生活方式对睡眠质量也有着重要的影响。AI可以通过对用户的生活习惯和行为进行分析，为个体提供个性化的生活方式干预建议，例如，调整作息时间、增加运动量、改善饮食习惯等。这些建议可以帮助人们建立良好的生活习惯，预防和改善睡眠障碍。

（3）智能家居环境控制

良好的睡眠环境对于促进睡眠健康至关重要。智能家居设备可以通过与AI系统的连接，实现家居环境的智能控制。例如，通过智能传感器检测室内温度、湿度和噪声等参数，自动调节室内空调、加湿器、空气净化器等设备，为个体创造更加舒适的睡眠环境。

（4）智能健康睡眠研究

近年来，AI在睡眠障碍的研究方面也发挥着越来越重要的作用。AI不仅可以用于睡眠障碍的诊断和治疗，还可以帮助科学家更好地理解睡眠障碍的发病机制和病理生理过程。

①数据分析与挖掘

AI在睡眠障碍研究中的一项重要应用是数据分析与挖掘。通过对大量的睡眠监测数据进行深度的学习、机器学习等算法的处理和分析，可以提取出更多有用的信息，例如，睡眠障碍患者的特征、发病规律等。这些信息可以为睡眠障碍的预防和治疗提供重要的参考依据。

②神经影像学分析

神经影像学技术可以揭示睡眠障碍患者大脑结构和功能的变化。AI在神经影像学分析方面的应用包括：自动识别和提取大脑结构和功能特征、比较不同组别大脑影像的差异、预测疾病的进展和治疗效果等。这些应用可以帮助科学家深入地了解睡眠障碍的神经机制，为患者疾病的诊断和治疗提供更多的线索。

③基因组学分析

基因组学技术的发展为睡眠障碍的研究提供了新的工具。AI可以通过对大量基因数据进行挖掘和分析，找出与睡眠障碍相关的基因变异和遗传因素。这些信息有助于科学家更好地理解疾病的遗传基础，为患者疾病的预防和治疗提供更多的靶点。

④临床试验辅助

AI还可以用于临床试验的辅助工作。例如，AI可以帮助研究人员自动筛选符合试验条件的受试者、管理试验数据、分析试验结果等。这些工作可以大大提高临床试验的效率和准确性，为睡眠障碍的治疗和预防提供更多的证据支持。

总之，人工智能在睡眠健康管理中的应用场景广泛且具有潜力。通过与医生合作，人工智能可以提高诊断的准确性和效率；根据每个患者的具体情况，人工智能可以提供个性化的治疗方案；在治疗过程中，人工智能可以实时调整治疗方案以确保最佳效果；同时，人工智能还可以对治疗效果进行客观评估和预测分析。此外，通过与患者互动交流，人工智能可以帮助他们了解知识并提高治疗信心。

第七节　AI运动教练：个性化运动健身与智能运动指导

　　人工智能在运动健身和健康管理领域的应用正在逐渐扩展，AIGC作为人工智能中的一种类型，通过语音识别、图像识别等技术赋能健身教练和运动健康师，为个体提供智能化的运动和健康服务。本节将详细阐述AIGC在运动健身和运动健康指导中的应用场景，包括个性化健身指导、预防运动损伤、健康状态监测以及虚拟运动教练等。

1. AIGC+ 智能运动健康状态监测

　　利用语音识别技术将用户的语音信息转化为文本，然后通过自然语言处理技术对文本进行分析，提取出相关的特征信息。结合健康学知识库和机器学习算法对用户的问题进行分类和评估，然后自动生成个性化的健康建议和健身计划。例如，基于深度学习的语音识别技术可以识别用户的语音内容，然后根据健康学原理自动生成相应的健身计划和建议。

　　图像识别技术可以用于身体状况分析。通过拍摄用户的身体照片或使用可穿戴设备进行监测，系统可以自动分析出用户的身体脂肪含量、肌肉分布等信息，从而为用户提供个性化的健身建议和饮食计划。通过语音识别技术，AIGC还可以辅助健身教练进行个性化运动健身指导。系统可以根据用户的身体状况、运动偏好和健身目标等信息，为用户提供个性化的运动健身指导和监督，帮助用户实现长期的健康管理。

　　在健身过程中，对健身者的健康状态进行监测是至关重要的。AIGC可以通过收集和分析健身者的生理数据（如心率、血压等）和运动数据（如步数、卡路里消耗等），实现对健身者健康状态的实时监测。当健身者的健康状态出现异常时，AIGC可以及时发出提醒，让运动管理师能够迅速地采取措施进行干预。此外，AIGC还可以通过对健身者的健康数据进行长期跟踪和分析，为健身者提供更加精准的健康建议和健身指导。智能可穿戴设备可以实时监测用户的健康数据，如心率、睡眠质量、步行距离等，并将数据传输到云端进行分析。通过人工智能技术，系统可以为用户提供个性化的健康建议和健身指导，帮助用户更好地管理自己的健康。

2. 运动姿势智能纠正与预防损伤

图像识别技术在运动姿势评估和纠正方面具有广泛的应用前景。通过图像识别技术，用户可以通过拍摄自己的运动照片或上传图片等方式，获取运动姿势的评价和建议。这种方式比传统的凭借经验观察更加准确和客观。例如，基于深度学习的图像识别技术可以自动识别用户在运动中的姿势特征，并根据专业知识和机器学习算法对用户的姿势进行评价和建议。

运动损伤是健身过程中常见的问题之一，而AIGC的应用可以帮助运动管理师更好地预防和减少这种情况的发生。通过分析健身者的身体数据和运动表现，AIGC可以判断出健身者的身体状况是否适合当前的运动强度和方式，从而及时提醒健身者调整运动方案，避免因过度运动而造成损伤。此外，AIGC还可以通过对健身者的姿势和动作进行分析，及时发现并纠正错误的姿势和动作，避免因错误的运动方式而造成损伤。同时，AIGC还可以为健身者提供损伤后的康复训练计划，帮助其尽快恢复健康。

3. AI 虚拟运动教练

随着虚拟现实技术的不断发展，AIGC还可以结合虚拟现实技术，为健身者提供虚拟运动教练服务。通过模拟真实教练的形象和声音，虚拟运动教练可以为健身者提供一对一的指导服务，指导内容涵盖热身、训练、拉伸、冷却等多个方面。与真实教练相比，虚拟运动教练具有更高的灵活性和便利性。健身者可以根据自己的时间安排随时进行训练，而且无须担心教练的情绪和状态等因素。此外，虚拟运动教练还可以为健身者提供更加丰富的教学内容和训练计划，满足不同层次健身者的需求。

4. 个性化运动健身与智能运动管理系统

通过人工智能技术，AIGC 可以根据用户的个人信息、身体状况、运动偏好和健康目标等信息，为用户提供个性化的运动健身和健康管理服务。这些服务包括运动计划、饮食建议、健身指导等多个方面，旨在帮助用户实现全面的健康管理和健身目标。

实现方式：利用人工智能技术对用户的个人信息、身体状况、运动偏好和健康目标等信息进行分析和挖掘。结合机器学习算法对用户的需求进行分类和评估，自动生成个性化的运动健身和健康管理方案。例如，基于深度学习的人工智能模型可以根据用户的信息自动生成个性化的运动计划和建议，帮助用户更好地实现健康管理和健身目标。

（1）基于用户个人信息和健身目标的健身计划

AI 可以通过分析用户的个人信息（如年龄、性别、身高、体重等）和健身目标（如减脂、增肌、提升耐力等），为用户制订个性化的健身计划，包括训练强度、时长、频率等方面的建议。

（2）基于用户运动数据的健身计划调整

AI 可以根据用户的运动数据（如心率、血压、体重变化等）和健身目标实现情况，对健身计划进行调整和优化，确保用户能够更好地达到健身目标。

综上所述，AIGC 在运动健康领域的应用正逐渐改变传统的健身和运动训练方式。从智能健身设备到运动状态监测，再到个性化健身计划和运动伤害预防等各个方面，通过与运动管理师的紧密结合，AIGC 可以帮助健身者实现更加个性化、科学化和智能化的健身指导，提高健身效果和健康水平。同时，AIGC 还可以帮助运动管理师更好地预防和管理运动损伤，提高工作效率和质量。

第四章　做ChatGPT的主人：让AI成为健康管理师的得力助手

第一节　ChatGPT 的职业应用：改变健康管理师生活工作的 AI 神器

如果要选出 2023 年最热门的几个话题，ChatGPT 一定榜上有名。ChatGPT 是出现在美国的一款人工智能技术驱动的自然语言处理工具，它能够通过理解和学习人类的语言来进行对话，还能根据聊天的上下文进行互动，真正像人类一样来聊天交流，甚至能完成写论文、撰写邮件、视频脚本、文案、代码，翻译等任务。在国内，百度推出"文心一言"，它有五大能力，即文学创作、商业文案创作、数理逻辑推算、中文理解、多模态生成。

人工智能发展到今天，对于每个行业中的相关职能，人工智能都可以找到应用场景，例如在零售行业的供应链、营销、客服等方面以及金融行业的研发、营销、客服、风控等方面都已经有人工智能落地实践；在产业应用上，制造业、零售业、金融业、医疗卫生等，它在一定程度上改变了组织的运转方式，使其可以更快、更好地解决遇到的问题，并压低各类成本。面对越来越多的大模型及人工智能工具，我们就以 ChatGPT 为代表进行分析与阐述。

1. 工作原理：ChatGPT 是如何运转的?

ChatGPT 是一种先进的人工智能语言模型，利用大规模数据进行预训练，可以用于各种自然语言处理任务，如文本生成、机器翻译和问答等。在训练过程中，ChatGPT通过大量的文本数据进行预训练，学习丰富的语言知识和概念，然后通过微调的方式，适应特定的任务或领域，这使得ChatGPT拥有强大的生成能力和理解能力。

ChatGPT模型的基本原理，是利用大量的文本语料库进行预训练，以学习语言的统计规律和语义特征。然后，可以在此基础上进行微调，使模型适应特定的自然语言处理任务，例如文本分类、命名实体、识别语言生成等。ChatGPT模型的应用范围非常广泛，可以用于生成文本摘要、问答系统、自动作文、机器翻译、自动对话系统等。在自然语言处理领域，ChatGPT模型的出现为文本自动生成、语言理解和人机交互等问题提供了重要的解决方案，为各种领域的应用提供了新的可能。

我们举一个例子，假设我们向ChatGPT提出一个问题"什么是健康管理"，它就会从大量的预训练文本中寻找与"健康管理"相关的信息。在模型中，每个词语都有一个向量表示，这些向量表示会随着模型的训练不断更新，以表达词语之间的关系。ChatGPT会利用这些向量表示，结合自注意力机制，捕捉"健康管理"这个概念与其他词语之间的关系。

通过计算，ChatGPT最终会给出一个答案，如"健康管理是以预防和控制疾病发生与发展，降低医疗费用，提高生命质量为目的，针对个体及群体进行健康教育，提高自我管理意识和水平，并对其生活方式相关的健康危险因素，通过健康信息采集、健康检测、健康评估、个性化管理方案、健康干预等手段持续加以改善的过程和方法。它是一个全面的医学行为及过程，包括健康体检、健康评估、健康干预等方面"。这个答案是ChatGPT根据其所学到的语言知识和概念生成的。

ChatGPT 在生成答案时，并不是简单地从预训练文本中复制粘贴信息，而是通过理解问题的语义，结合所学到的知识，生成一个恰当的答案。这种生成式人工智能能力使 ChatGPT 能够应对各种问题和场景，为人们提供有价值的建议和解决方案。

2. 四大模态：ChatGPT 当前能解决什么问题？

ChatGPT 作为一种先进的人工智能语言模型，凭借其庞大的规模以及强大的生成能力和理解能力，在自然语言处理领域取得了显著的成果。通过预训练和微调，可以适应各种任务和领域。作为一种功能强大的人工智能语言模型，ChatGPT 已经在许多领域得到了广泛的应用。那么，ChatGPT 当前主要能解决哪些问题？

（1）文本生成与编辑

ChatGPT 擅长生成连贯、有意义的文本，在短时间内生产大量高质量的内容，从而满足用户对内容的需求。在写作方面，ChatGPT 可以帮助我们撰写报告、文案、故事等。此外，ChatGPT 还可以在文本编辑过程中提供语法检查、润色和修改建议等功能，帮助我们提高文本质量。

（2）图像生成与可视化

首先是图像生成技术，包括图像编辑、图像自主生成、2D-3D 转换等，其中图像编辑技术门槛较低，其次是由文本生成图像，最难的应该是从 2D 向 3D 的转换。ChatGPT 可以帮助我们处理大量数据，从中挖掘出有价值的信息。通过自然语言处理技术，ChatGPT 能够分析文本、数字和图像数据，生成有趣的见解和可视化图表。这使我们可以更快地了解数据背后的故事，从而做出明智的决策。

（3）音频生成与音乐

ChatGPT 的语音生成技术，未来会朝着更高质量的音频方向发展，从更富有感情的语音表达到为小语种服务的语音生成技术，将是未来音频生成技术优化的方向。音乐生成需要解决的难点是音乐数据难以标注的问题，数据标注以其颗粒度大小影响音乐生成的可控性。若可控性得以解决，则可以指定风格、情绪等元素来生成音乐，应用于影视、游戏等场景中。

（4）视频生成与辅助制作

视频生成技术本质上与图像生成技术相似，也是通过利用大量的训练数据来学习视频数据的特征和分布规律，然后根据这些特征和规律生成新的视频。

ChatGPT 在视频制作领域也能发挥重要作用，它可以为我们提供创意构思和制作技巧。例如，它可以根据我们的需求和目标，提供独特的视频主题和剧本创意。ChatGPT 还能为我们提供拍摄技巧、后期剪辑方法和特效应用等方面的专业建议，帮助我们打造高质量的视频作品。同时，视频生成技术也有望应用于更多的领域，如教育、医疗等。

3. 应用场景：ChatGPT 改变工作和生活中哪些内容？

（1）知识问答与辅导

ChatGPT 作为一个知识问答工具，可以帮助我们解答各种问题。在教育领域，ChatGPT 可以为学生提供实时的学业辅导，解答各类课程问题。此外，ChatGPT 还可以用于员工培训和专业技能学习。

（2）设计与创意辅助

ChatGPT 在设计与创意领域发挥重要作用。它可以为我们提供设计灵感、色彩搭配建议以及相关素材。此外，ChatGPT 还能够生成有创意的标语、口号等，帮助我们在市场营销方面取得成功。

（3）自动回复与客户服务

ChatGPT 可以被应用于在线客户服务系统中。通过理解客户提出的问题，ChatGPT 能够生成准确、及时的回复。这样一来，客户可以在短时间内获得满意的解答，企业也可以节省客户服务成本。

（4）语言翻译与学习

ChatGPT 可以实现多种语言之间的翻译，帮助用户克服语言障碍。同时，ChatGPT 可以作为语言学习工具，为我们提供语法和发音建议以及实时的对话练习，帮助我们提升语言学习效率。

（5）职业发展规划

ChatGPT 在个人职业发展方面也能发挥积极作用，可以为我们提供定制化的职业规划和发展建议。还能为我们提供求职、面试、职场沟通等方面的建议和技巧，帮助我们在职场中取得成功。同时，通过持续关注行业动态和市场需求，ChatGPT 能协助我们及时调整职业规划，以适应不断变化的职业环境。

（6）个人财富管理

ChatGPT 可以在个人财富管理领域发挥作用。例如，它可以分析我们的财务状况、经营状况、成本结构、风险承受能力，并在一定程度上提供财务建议，帮助我们管理个人财富。

（7）个人智能助手

ChatGPT 可以作为智能助手，帮助我们管理日常生活中的各种事务，例如它可以提供天气预报、新闻摘要和路线规划等信息。

（8）软件开发与代码生成

ChatGPT可以辅助软件开发，为我们提供编程技巧和代码示例。此外ChatGPT还能够理解我们的编程需求，自动生成相应的代码片段。这将极大地提高软件开发者的工作效率。

4. ChatGPT 的未来：更多的工作将被 AI 替代

随着技术的不断成熟，ChatGPT将在更多领域得到应用，包括法律金融、教育等重要行业。这将使这些行业的工作效率得到大幅提升，从而为社会带来更多的价值。

随着ChatGPT技术的发展，未来有许多工作可能会由ChatGPT来完成。例如，客服、翻译、文案策划等岗位可能会逐渐智能化。此外，一些需要大量重复劳动的工作，如数据输入、审阅等，也有可能逐渐由ChatGPT来完成。ChatGPT在具体的细分领域中也可能会有更深入的应用，如在医疗智能家居与物联网、数据分析等领域有更多发展可能性。如在医疗领域，ChatGPT将能协助医生进行诊断、提供个性化的治疗方案和康复建议，通过大数据分析和模型预测为药物研发提供有力支持……在智能家居领域，ChatGPT也将具备更广阔的应用前景。例如，它可以作为智能家居系统的核心，实现家庭设备的智能控制、能源管理等功能。根据用户的日常生活习惯，ChatGPT可以为用户提供更加舒适、便捷和环保的智能生活体验。

在数据分析领域ChatGPT更将大有可为。通过对大量数据进行深度挖掘和智能分析，ChatGPT可以帮助企业和个人发现潜在的商业价值、市场趋势和用户需求。此外，ChatGPT还可以进行预测分析，为企业决策、产品创新和市场营销提供有力支持。

尽管 ChatGPT 可能会改变一些工作内容，甚至在一定程度上替代人类完成一些基础工作，但它也会创造新的就业机会。例如，ChatGPT 的维护和优化、人工智能技术的相关教育和培训、新兴产业的开发等，都将为人类提供更多的就业机会。因此，我们应当积极面对 ChatGPT 所带来的变革，通过学习和适应，为自己未来的职业发展做好准备。

第二节　AI 提示工程：揭秘 ChatGPT 应用的底层逻辑

不是你的 AI 不智能，而是你提的问题不智能。一个好的问题不仅能帮助我们获得准确、有效的信息，还能帮我们节省时间和精力。要充分发挥 ChatGPT 的潜力，了解 AI 提示工程，揭秘 ChatGPT 应用的底层逻辑。总之，问题质量决定答案质量。

1. 提示工程：设计良好提示的常见技巧

提示工程作为一种能够最大化发挥预训练语言模型潜力的技术手段，在实践中已经取得了显著的成绩。例如，在问答系统中，通过设计问题的表述，可以引导模型更准确地回答问题。在文本摘要任务中，通过提示工程，可以引导模型生成更精练、有趣的摘要。此外，在语义分析等任务中，通过合适的提示，可以使模型更准确地理解和分析所输入文本的情感、观点等。

（1）提示工程是什么

在自然语言处理中，提示是一种用于引导预训练语言模型解决特定任务的方法。提示通常是一段文本，用于构建问题或任务的表述，以便预训练语言模型根据其内在知识生成合适的答案或输出。

提示工程（Prompt Engineering）是一种针对预训练语言模型（如

ChatGPT），通过设计、实验和优化输入提示来引导模型生成高质量、准确和有针对性的输出的技术。在自然语言处理领域，随着深度学习技术的不断发展，预训练语言模型（如 BERT、ChatGPT 等）已经取得了显著的进展，大大地提高了多种自然语言处理任务的性能。虽然这些模型具有很高的性能，但如何有效地引导这些模型来完成特定的任务仍然是一个具有挑战性的问题。于是，便有了提示工程这一新技术，也就有了提示工程师这一新兴职业。

（2）设计良好提示的常见技巧

构建恰当的提示对于充分发挥预训练语言模型的潜力及提高实际应用效果至关重要。通过使用合适的提示技巧，可以引导模型更精确地理解任务需求，从而提高模型在特定任务上的性能。探讨提示工程的技巧能够帮助我们更好地与模型互动，提升模型在回答问题、生成文本等方面的准确性。此外，探讨提示工程的技巧有助于我们在处理复杂任务时，更好地利用模型的强大表达能力，提高任务完成的质量和效率。以下是一些具体的建议和技巧，以帮助各位读者更好地开展提示工程。

①多样化的提示方式。不同的任务可能需要不同类型的引导，一个特定的提示方法可能对某些任务非常有效，而对其他任务不那么有效。为了找到最佳的提示方法，可以尝试多种不同的提示策略，然后评估哪一种策略在特定任务上表现得最好。

②明确地描述问题。通过将问题重新表述为更明确、更易于理解的形式，帮助模型更好地理解任务，称为问题重述。问题重述旨在确保模型能够明确把握任务的核心需求，并且按照期望的方式生成输出。

③提供任务的背景知识。在某些情况下，模型可能需要一些额外的背景知识来更好地解决问题。特别是在一些专业的领域任务中，在输入中提供这

些背景信息，可以帮助模型更好地理解问题的背景，生成更准确、更有针对性的答案。

④逐渐增加提示难度。通过逐渐增加提示难度来引导模型解决问题，这种策略叫作梯度提示，是一种重要的提示工程应用技巧。这种方法可以让模型在较低的难度级别上建立基本概念，逐渐向更高的难度级别推进，以提高模型的理解和生成能力。

⑤在提示中给出例子。提供示例是提示工程最重要的技巧。示例可以帮助模型更好地理解任务需求和期望的输出格式，从而提高模型的生成质量和适用性。

⑥让 ChatGPT 扮演特定的角色。角色扮演是一种在提示工程中常用的技巧，通过让预训练语言模型扮演特定角色，可以引导它生成与所扮演角色相符的输出。这种方法有助于提高输出的准确性、专业性和可读性。通过设置合适的角色和场景，可以激发模型的创造力，从而更好地解决问题并完成任务。

例如，假设需要让 ChatGPT 生成一篇关于健康饮食的文章，从而获取关于营养素摄取的建议。可以让 ChatGPT 扮演一位健康管理师，以问答的形式向模型提问。这样的提示可能是："作为一位专业的健康管理师，请给我一些建议，如何在日常饮食中保证足够的营养素摄取？"通过让模型扮演健康管理师的角色，可以提高其在这一领域的专业性和可信度，使输出更符合实际需求。

2. 边界划定：为问题提供准确的背景描述

健康管理师在向 ChatGPT 提问时，设定问题的背景和上下文非常重要，因为这可以为问题划定边界，帮助 ChatGPT 更好地理解问题，在设定好的框架下回答问题，从而提供准确和有针对性的答案。为此，我们要做到以下三点。

（1）提供背景和细节信息

准确地提供背景和细节信息可以帮助 ChatGPT 更好地了解问题的基本情况，从而提供更准确和有针对性的答案。

比如"在健康管理机构，如何提高团队的工作效率?"这个问题就很笼统，提问用词宽泛，且没有提供背景信息。ChatGPT 也只能笼统抽象地回答"提高团队的工作效率有很多方法，如明确团队目标、合理分配任务、激励团队成员、提供资源和培训等。但是，为了给出更具针对性的建议，我需要了解更多关于你团队的具体情况和目前面临的挑战。"

那么我们再换一种提问的方式，准确提供一些背景信息。"我是一名项目经理，负责管理一个健康管理软件开发团队，给一家大型规模的养老机构做定制老年健康管理系统开发，我们团队中有健康管理专家、软件工程师若干名，平时沟通协作比较困难，目前团队遇到了项目延期的问题。如何提高团队的工作效率，以便按时完成项目?"

①明确项目目标和期限：确保团队成员了解项目的整体目标……

②优化任务分配：合理分配任务，确保团队成员能够充分发挥自己的专长和技能……

③采用敏捷开发方法：尝试使用敏捷开发方法……

④保持沟通顺畅：定期召开项目进度会议……

⑤关注团队士气：激励团队成员，关注他们的工作满意度……

这个问题就很明确，提问用准确的语言提供了问题的背景和细节信息，那么 ChatGPT 回答自然就很准确。

（2）描述问题的前提和假设

明确问题的前提和假设可以帮助 ChatGPT 更准确地理解问题，从而提供更有针对性的答案。

比如"怎样成为健康管理师？"这个问题提问用词宽泛，且没有提供背景信息。ChatGPT也只能抽象地回答"成为健康管理师需要具备一定的知识和技能，还需要具备一些人际关系技能。此外，你还需要了解相关的法律法规和政策，以便更好地为他人提供服务……"

我们再换一种提问的方式，更加准确和详细。"假设我是一名非医学背景的初学者，如何成为一名合格的健康管理师，需要从哪些方面入门，并且需要掌握哪些知识和技能？"

ChatGPT回答：对于非医学背景的初学者来说，要成为一名合格的健康管理师，需要从以下几个方面入手。

①学习基础知识：首先，你需要了解健康管理的基本概念和原则，包括身体解剖学、营养学，参加在线课程或观看相关视频来获取。

②掌握专业技能：作为健康管理师，你需要掌握包括健康评估……开设的类似健康管理师课程来学习。

③获取相关资格认证：你可以查询你所在地区的要求，并参加健康管理师资格考试，通过取得认证。

④积累实践经验：在学习和进修期间，你可以在医院、健康中心……并提升你的职业能力。

⑤持续学习：健康领域的知识和技术不断发展和更新，你需要不断更新自己的知识和技能，进修培训等都是你持续学习的途径。

⑥建立人脉关系：通过加入相关的专业组织、参加行业会议等活动你可以认识更多志同道合的人。总的来说，成为一名合格的健康管理师需要深入学习相关学科和课程。通过以上的入门指南，你将能够踏上成为一名合格健

康管理师的道路。

与正确示范相比，前一个提问方式没有限定用户是一名健康管理初学者，因此 ChatGPT 提供了一个相对宽泛的答案，这对用户的参考价值较低。

（3）说明问题涉及的领域和范围

明确问题涉及的领域和范围可以帮助 ChatGPT 更有针对性地提供相关信息和答案。

"认知失调是什么？""认知失调是个体在面对两个或多个相互矛盾的信念、观点或态度时所产生的内心紧张和不适。"

我们在第一个问题的基础上，增加一个行业领域限定，"在心理学领域中，认知失调是什么？""在心理学领域中，认知失调是指个体在面对两个或多个相互矛盾的信念、观点或态度时所产生的内心紧张和不适。为了减轻这种不适，个体通常会调整其信念或行为以使它们保持一致。"

与第一个提问方式相比，第二个提问方式明确了认知失调概念所属的具体领域，让 ChatGPT 对认知失调概念的解读更具体，更能生成用户想要的答案。

3. 正确提问：哪些问题是 ChatGPT 擅长回答的？

ChatGPT 虽然可以在各领域为我们提供有力支持，但并非所有问题都是 ChatGPT 擅长回答的。了解哪些问题是 ChatGPT 能够有效回答的，哪些问题是 ChatGPT 不能回答的，正确提问，有助于我们更好地利用 ChatGPT 获取我们想要的结果。

（1）ChatGPT 擅长回答的问题类型

①事实类问题。ChatGPT 在回答有关历史、地理等各领域的事件、人物、

概念等事实类问题方面表现出色。这些问题通常是以"是什么""是谁""什么时候"等形式提出的，例如"奥运会是什么？""成都大运会是哪一年举办的？"等。

②技术类问题。对于计算机科学、编程、办公软件、电子、物理、化学、数学等各学科技术领域的问题，ChatGPT 也能够提供较为准确的解答。例如"如何配置路由器？""如何把 Excel 中的数据变成图形？"等。

③建议类问题。ChatGPT 在给出有关工作、学习、生活等方面的建议时表现良好。例如"如何提高健康管理方案制订能力？""如何学习人工智能的知识？""北京有哪些著名的特色美食？"等。

④创意类问题。对于需要发挥想象力和创造力的问题，ChatGPT 也能提供有趣和独特的答案。例如"一段 ×× 年终工作总结要怎么写？""编写一段要求为 ×× 的视频脚本要怎么做？"等。

（2）ChatGPT 不能回答的问题类型

①过于主观的问题。由于主观问题涉及个人观点和感受，ChatGPT 在回答这类问题时可能无法给出令人满意的答案。例如"这项运动我会喜欢吗？""这个餐厅的菜我会喜欢吗？"等。

②涉及非公开或敏感信息的问题。出于隐私保护和安全考虑，ChatGPT 无法回答涉及个人隐私、商业秘密或其他敏感信息的问题。

③需要经验才能解决的问题。ChatGPT 毕竟只是人工智能工具，而不是真正的专家，对一些需要经验才能解决的专业问题，如医疗健康咨询、法律咨询、心理咨询及管理咨询等，一定要寻求专业人士的帮助，而不能完全依赖 ChatGPT。

例如，尽管 ChatGPT 可以提供一些基本的医学知识，但它不具备专业医生的资质，因此不能提供具体的医学诊断和处方建议。健康问题一定要咨询专业人士。

健康管理师在实际使用 ChatGPT 的过程中，可能会遇到一些问题，如 ChatGPT 无法理解问题、回答不准确等情况。在这些情况下，我们可以尝试修改提问方式，使用不同的关键词，或者将问题拆分成几个更具体、更简洁的小问题，逐一分解以提高 ChatGPT 的回答质量。

4. 高效提问：问题质量决定答案质量

在人际沟通和交往的过程中，提出正确的问题至关重要。一个好的问题能够帮助我们更有效地获取所需要的信息，从而避免误解和沟通障碍，并且可以更快地解决问题，节省时间和精力。然而，很多人却容易问错问题。

健康管理师 A 问："我们的健康管理项目进展如何？"

健康管理师 B 答："我们正在努力推进。"

健康管理师 A 问了一个开放性问题，没有得到具体的项目进度信息，因为他的问题过于宽泛，无法让健康管理师 B 明确地了解他想要获取的信息。

要准确提问，健康管理师 A 可以问："我们的健康管理项目进行到哪个环节了？"或"我们的健康管理项目进度和计划相比有什么差距？"

低质量的问题在人际沟通中不会得到高质量的答案，在与 ChatGPT 的交互中更不会得到你所期望的答案。ChatGPT 虽然是人工智能语言模型，但它理解人类语言的能力是有限的。我们提问的质量直接决定了 ChatGPT 给出的答案的质量。那么，在应用 ChatGPT 时，什么是高效的提问方式呢？什么样的问题才是高质量的问题呢？下面将介绍如何进行高效提问。

（1）明确提问目的

在提问前，我们要明确自己想要获取的信息，避免提出过于宽泛或笼统的问题。例如，如果我们想了解某个智能中医健康管理软件的使用技巧，就应该明确提问："我该如何正确使用智能中医健康管理软件以达到我的需求？"而不是模糊地问："软件怎么用？"这样的明确提问有助于ChatGPT提供更有针对性的答案。

（2）提供足够的背景信息

在正式提问时，尽量提供足够的背景信息，帮助ChatGPT更好地理解问题。例如，我们需要获取一些营养膳食建议时，可以提供病人身高、体重、年龄等方面的具体信息，如"病人糖尿病2型，身高158厘米，体重62公斤，年龄50岁，请制订出一周内每日三餐设计方案"。这样的提问有助于获取更为合理的答案。

（3）使用清晰且具体的词语

健康管理师要避免使用模糊、容易引起误解的词语，要尽量使用清晰且具体的词语来表述问题，以便ChatGPT更准确地理解问题。例如，如果我们想了解如何减少AI健康管理过程中的风险，可以具体提问："在AI健康管理的过程中，如何有效地减少风险？"这样能让ChatGPT更明确地了解我们的需求。而不是简单地问："如何减少风险？"

（4）分阶段提问

对于复杂问题，我们可以分阶段提问，先从宏观层面提问，再逐步深入具体细节进行提问，逐步实施分拆分解。例如，如果我们想写一个完整的健康管理方案，首先可以问："健康信息采集是什么？"在获取了基础性答案后，可以进一步问"风险评估有哪些?"以及"健康干预方案具体是什么?"这样分阶段提问有助于 ChatGPT 更全面地了解问题。

（5）追问和澄清

在得到答案后，可以通过追问和澄清来获取更详细或更准确的信息。例如，当我们在询问 AIGC 技术的实现原理时，如果答案不够详细可以追问:"请详细解释 AIGC 技术的工作原理和关键组件。"或者如果答案中出现了模糊的概念，可以要求澄清:"你提到的概念能否再详细解释一下?"这样的追问和澄清可以帮助我们获取更详细、更准确的答案，从而优化与 ChatGPT 的沟通效果。

总之，健康管理师要想有效应用 ChatGPT，问题的质量至关重要。通过明确提问目的、提供足够的背景信息、使用清晰且具体的词语、分阶段提问以及追问和澄清，作为健康管理师，可以更好地与 ChatGPT 沟通，获得更有价值的答案。

第三节 与 ChatGPT 对话：让 AI 生成惊艳答案的秘诀

要想有效地应用 ChatGPT，问题的质量至关重要。通过明确提问目的、提供足够的背景信息、使用清晰且具体的词语、分阶段提问以及追问和澄清，我们可以更好地与 ChatGPT 沟通，获得更有价值的答案。然而，很多人在向 ChatGPT 提问时，往往忽略了问题的正确表述方式，从而导致得到的答案与预期相差甚远。掌握提问的基本原则和方法，才能让 ChatGPT 生成你想要的惊艳答案。

1. 基本原则：向 ChatGPT 提问的 4 大原则

在当前缺乏人类指导的情况下，ChatGPT 无法自主输出价值。只有向

ChatGPT 下达正确的指令，即正确、有效地向 ChatGPT 提出需求或问题，我们才能获得准确的答案。向 ChatGPT 提需求或问题要遵循 4 大原则。

（1）信息清晰，明确表达需求

在向 ChatGPT 提出需求或问题时，要确保表述清晰，易于理解，要尽量提供详细的信息和具体的要求，避免使用模糊不清的描述，以帮助 ChatGPT 更准确地理解我们的需求或问题。

不正确指令。提问："请为我写一则关于可穿戴设备智能手环的广告文案。"ChatGPT 回答："寻找一款全能的智能手环，我们的智能手环拥有各种实用的功能，可助你轻松掌握健康信息。选择我们的智能手环，为你的生活增添便捷。"

正确提示词。提问："请为我编写一则关于某品牌健康智能手环的广告文案，突出其睡眠监测、心率监测、运动追踪等功能，以及时尚轻薄的外观设计。文案风格轻松有趣，字数限制在 80 字内，目标受众为注重健康生活的年轻人。"

ChatGPT 回答："健康生活从未如此时尚！某品牌健康智能手环，轻薄设计，佩戴舒适。全程监测睡眠质量、实时跟踪心率、记录运动数据，助你轻松享受健康生活。让健康与时尚同行，从某品牌健康智能手环开始！"

与不正确指令相比，正确提示词交代的需求更清晰，提供了很多具体信息。为了获得更符合要求的文案，用户应提供详细的信息，如品牌名称、产品特点、文案风格、目标受众等。

（2）分阶段提出需求或问题

在向 ChatGPT 提出需求或问题时，可以分阶段进行。有时候，将需求或问题分阶段提出能帮助 ChatGPT 更好地理解我们的需求或问题。可以先从概括性的需求或问题开始，然后逐步深入，这样可以更好地引导 ChatGPT 生成我们所需要的答案。

比如提问："人工智能在养老领域的落地应用及 AIGC 时代对未来养老的展望？"我们可以把这个问题一分为二，先提问人工智能在养老领域的落地应用？后面再提问 AIGC 时代对未来养老的展望？也就是两个或多个宽泛问题，则先从一个问题开始，然后逐步深入，从而获得更有针对性、更全面的答案。

（3）验证改进，验证输出信息是否准确

在向 ChatGPT 提出需求或问题时，要验证输出信息的准确性。尽管前沿的人机互动技术已经具有相当高的准确性，但在特定领域或问题上，它可能会提供不准确或过时的信息。在应用 ChatGPT 生成的答案时我们要对信息进行验证，以确保其准确性和可靠性。

提问："人工智能在医疗行业的应用有哪些？"ChatGPT 回答"人工智能在医疗行业的应用有很多，包括但不限于以下方面：①医学影像诊断；②药物研发；③患病风险预测；④个性化治疗方案制订。"

健康管理师在接收到这些信息后，查阅了相关领域的研究论文和报道发现 ChatGPT 提供的答案准确且与当前的研究趋势相符。

（4）不断反馈，持续沟通获取更优答案

健康管理师向 ChatGPT 提出需求或问题时，要持续反馈。如果 ChatGPT 生成的答案不符合我们的要求或存在问题，我们可以提供具体的反馈并要求 ChatGPT 修订答案。这有助于 ChatGPT 了解需求，从而输出更优质的答案。

提问："如何利用人工智能做健康管理？"ChatGPT 回答："人工智能可

利用大数据分析、深度学习等技术，进行疾病预测、健康监测、风险评估，提供个性化健康管理方案等。"我们继续提问："谢谢你的建议。但我想了解利用人工智能实施个性化健康管理的具体方法？"

ChatGPT回答：利用人工智能实施个性化健康管理的具体方法可以归纳为以下几个方面。

①数据收集与整理。首先需要收集用户的健康数据、生活习惯、历史病历等个人信息，这些信息可以通过用户自主录入、医疗设备采集或通过大数据分析得出。将收集到的数据进行整理和清洗，确保数据的准确性和完整性。

②数据分析与挖掘。利用人工智能技术对收集到的数据进行分析和挖掘，识别用户的健康风险因素，包括生活习惯、遗传基因、环境因素等。通过机器学习和深度学习等技术，对数据进行分析和预测，提取出与健康相关的特征和模式。

③制订个性化健康管理方案。根据分析结果，针对每个人的健康状况和需求，制订个性化的健康管理方案。包括饮食、运动、用药等多个方面，以及定期检查、健康监测等日常保健措施。同时，可以根据用户的个人喜好和习惯，提供个性化的健康建议和干预措施。

④健康管理计划实施与跟踪。在实施个性化健康管理方案的过程中，需要定期跟踪和评估用户的健康状况和方案执行情况。通过监测用户的生理指标、生活习惯等数据，及时调整方案，确保健康管理效果的持续优化。同时，为用户提供在线咨询和答疑服务，解决实施过程中遇到的各种问题和困惑。

⑤智能化决策支持。利用人工智能技术，可以为健康管理方案提供智能化决策支持。例如，通过自然语言处理技术，对用户的健康问题进行自动分类和诊断；通过机器学习技术，对用户的健康状况进行预测和预警；通过深

度学习技术，对用户的健康数据进行自动分析和解读。

综上所述，利用人工智能实施个性化健康管理可以提高健康管理的针对性和有效性，帮助用户更好地管理自己的健康状况。同时，人工智能技术的应用也可以提高医疗资源的利用效率，降低医疗成本，为更多的人提供优质的健康管理服务。

在提问咨询中，尽管用户对 ChatGPT 给出的答案表示满意，但如果用户能够向 ChatGPT 提供反馈并要求其给出更详细的答案，例如询问"主动收集和采纳客户的建议具体可以怎么做"可能会收到更实用的建议。

2. 必备能力：让 ChatGPT 问必答的 5 种能力

ChatGPT 功能很强大，有效地运用 ChatGPT 也需要较强的能力。要用好 ChatGPT，让 ChatGPT 有问必答，健康管理师需要具备如下 5 种能力。

（1）逻辑思维能力

掌握逻辑思维能力是充分利用 ChatGPT 的关键。提高逻辑思维能力可以帮助健康管理师更好地理解问题的本质，从而提出更有针对性的问题。这里的逻辑思维能力包括以下两个层面的含义。

①分析问题。学会从多个角度分析问题，挖掘问题的深层含义。

②判断优劣。在得到 ChatGPT 的回答后，能够判断其优劣，以便在必要时提出更有效的问题。

（2）跨领域整合思考能力

虽然 ChatGPT 具有丰富的知识储备，但健康管理师作为用户，也应具备一定的跨领域整合思考能力。这样，可以更好地理解 ChatGPT 的回答，同时可以提出更具挑战性的问题。这里的跨领域整合思考能力包括以下两个层面的含义。

①涉猎广泛。健康管理师需要积累各个领域的基本知识，以便在向 ChatGPT 提问时有一定的基础。

②深入研究。对感兴趣的领域进行深入研究，提高自己在该领域的专业水平。

（3）反馈与沟通能力

与 ChatGPT 互动时，提供反馈和进行有效沟通是非常重要的。拥有反馈与沟通能力有助于有效使用 ChatGPT。这里的反馈与沟通能力包括以下两个层面的含义。

①提供反馈。在得到 ChatGPT 的答案后，可以对其进行评价，指出其中的优点和不足，以便 ChatGPT 能够更好地理解我们的需求。

②进行沟通。在向 ChatGPT 提问时，可以尝试使用多种方式进行沟通。例如，如果第一次提问没有得到满意的答案，可以尝试使用不同的表述或提问方法再次提问，以便 ChatGPT 可以更好地理解我们的需求。

（4）独立思考与判断能力

虽然 ChatGPT 具有丰富的知识储备和强大的解决问题的能力，但它并非万能的。因此，我们需要具备独立思考与判断能力，以便在遇到问题时能够做出正确的决策。这里的独立思考与判断能力包括以下两个层面的含义。

①保持独立思考。在得到 ChatGPT 的回答后，要学会自己思考分析回答的正确性和可行性。

②判断信息的真实性。在获取信息时，要学会判断信息的真实性，避免盲目相信 ChatGPT 的答案。

（5）持续学习的能力

要想让ChatGPT有问必答，我们要有主动学习的意识，需要不断地学习新的知识和技能。这里的持续学习的能力包括以下3个层面的含义。

①关注ChatGPT的更新与升级。了解GPT4.0的最新发展情况，以便更好地利用它。

②学习新技能。随着时代的发展，新的技能和知识不断涌现。我们需要不断地学习新技能，以便在与GPT4.0的互动中发挥出更大的价值。

③反思与总结。在使用ChatGPT的过程中，要学会反思和总结经验教训，从而不断提高自己的能力。

要想让ChatGPT答出自己想要获得的答案，我们需要具备逻辑思维能力、跨领域整合思考能力、反馈与沟通能力、独立思考与判断能力以及持续学习的能力等多方面的能力。只有这样，我们才能充分利用ChatGPT，让它成为我们在工作、学习、生活中解决各类问题的有效工具。

3. 答案评估：评估ChatGPT答案质量的3个标准

健康管理师在与ChatGPT交流时，判断答案的质量非常重要，以确保我们获得的信息是准确的、可靠的和有用的。一定不要盲目相信ChatGPT的答案，要客观思考，以事实为依据，验证信息的准确性。判断ChatGPT输出答案的质量，可以参考以下3个标准。

（1）确认答案是否满足需求

得到答案后，必不可少的一步是确认答案是否满足我们的需求，即是否回答了我们的问题并提供了我们想要的信息。

比如，向ChatGPT提问："如何进行有效的时间管理？"回答："时间管理是一种技能，可以通过实践和学习来提升……"这就是属于典型的不准确指令，使用的提示词不能准确地表达意思。

我们不妨使用准确的提示词提问："有哪些方法可以做好时间管理？" ChatGPT 回答："要进行有效的时间管理，你可以制订计划、设定优先级避免拖延、保持专注、合理安排休息时间等。"

在不准确提问中，ChatGPT 的回答没有提供具体的时间管理方法，不能满足用户的需求。这时候要调整问题的关键词或改变提问句式，或者追问："我问的不是时间管理的概念，而是我想做好时间管理，具体该怎么做？"

（2）对答案进行合理性和可靠性分析

对答案进行合理性和可靠性分析，可以帮助我们判断 GPT 所提供的信息是否合理、可信，以及在实际应用中是否有效。

比如提问："为什么洗手很重要？" ChatGPT 回答："洗手可以使你的手闻起来更香，从而使你心情愉悦。"这就是我们通常所说答非所问，并不是我们真正需要的答案，这就是不准确指令导致的。

准确指示词提问："为什么洗手对预防疾病传播很重要？" ChatGPT 会一本正经地回答："洗手对预防疾病传播很重要，因为手上的细菌、病毒和其他微生物可能在手触摸面部、食物或与他人接触的过程中传播开来，而洗手可以有效地去除手上的这些病原体等。"

准确提问得到的答案基于公认的卫生原则，合理可靠；而第一个问题的答案没有解释洗手为什么可以预防疾病传播，因此在合理性和可靠性方面存在问题。

（3）验证答案中的事实和数据

验证答案中的事实和数据可以确保我们获得的信息是正确的，避免被错误信息误导。

比如，我们首次指令提问："ChatGPT-4是什么时候正式发布的？"ChatGPT回答："ChatGPT-4是在2023年3月15日正式发布的。"

为了确保我们获得的信息是正确的，避免被错误信息误导。那么我们采用再次提问模式，重复提示词提问："ChatGPT-4是什么时候正式发布的？"ChatGPT回答："ChatGPT-4是在2023年3月15日正式发布的。"遇到非常重要的数据和事实，有时候我们甚至可以问3次，如果得到一样的答案，我们使用起来也放心。

为了验证这个答案，我们可以查阅权威资料，确认其正确性。通过查阅权威资料，我们会发现ChatGPT给出的日期是错误的。ChatGPT的回答仅供参考，千万不要对其深信不疑。

4.效果改进：追问和澄清的3个技巧

在向ChatGPT提问时，为了获得更精确、更详细的信息，采用追问和澄清的策略非常重要，相关技巧主要包括以下3点。

（1）对意思模糊或不完整的答案进行追问

当我们得到一个意思模糊或不完整的答案时，可以通过追问来获得更多的信息。追问可以帮助我们更深入地了解问题，了解不同方面的信息。

首次指令提问："如何提高我的写作技巧？"ChatGPT回答："要提高写作技巧，可以多阅读、多写作、参加写作课程等。"

那么我们继续追问："那我应该读什么书呢？"ChatGPT回答："你可以阅读一些自己感兴趣的书。"

再次追问指令提问："如何提高我的写作技巧？"ChatGPT回答："要提

高写作技巧，可以多阅读、多写作、参加写作课程等。"

如果觉得还没有达到理想效果，不妨再次追问："能否提供一些提高写作技巧方面的具体方法和练习？"ChatGPT回答："当然可以，具体方法包括写日记，模仿优秀作品的风格进行写作练习，例如每天至少写500字，或者参加写作比赛……"

首次指令示范中的追问没有得到详细的回答，因为它没有明确询问在提高写作技巧方面，可以阅读哪些相关书籍。

（2）对存在误解或错误的答案进行澄清

当我们发现答案中存在误解或错误时，应立即予以纠正。澄清问题可以帮助ChatGPT更好地理解问题，并提供更准确的答案。

提问："AI和AIGC是什么？"ChatGPT回答："AI和AIGC是两个不同的概念……"

澄清提问："我刚才想问的其实是，AI和AIGC之间的关系是什么？"ChatGPT回答："AI和AIGC是上下位关系，即AIGC是AI的一个子集。AI是指人工智能，它通过计算机技术和算法来模拟人类智能……AIGC则是AI的一个特定应用领域，是一种基于生成对抗网络（GAN）、大型预训练模型等人工智能技术的方法，通过对已有数据进行学习和模式识别……因此，AI和AIGC之间的关系是上下位关系，AIGC是AI的一个子集，专门应用于自动生成相关内容的领域。"

在以上提问示范中，我们发现自己问错了问题，导致ChatGPT给出了偏离自己设想的回答，于是及时澄清，重新提问。

（3）鼓励ChatGPT提供更多相关信息

在某些情况下，我们可能希望从ChatGPT那里获得更多相关信息。我们可以通过鼓励 ChatGPT 针对我们关注的细节提供更多详细信息来获得更全面的回答。

不正确追问指令提问："谁研发了 ChatGPT？"回答："ChatGPT 是由 OpenAI 研发的全新聊天机器人模型。"追问："OpenAI 公司还有其他研发产品吗？"回答："OpenAI 公司除 ChatGPT 之外，还有很多其他研发产品。"这种回答意思模棱两可。

正确指示词提问："谁研发了 ChatGPT？"回答："ChatGPT 是由 OpenAI 研发的全新聊天机器人模型。"追问："回答得非常棒，能再详细介绍一下 ChatGPT 有什么作用吗？"ChatGPT 跟一个小孩一样，喜欢得到赞美和表扬，回答："ChatGPT 是一种人工智能技术，可以用于各种场景，包括日常生活。以下是一些 ChatGPT 在日常生活中的用处：①语言翻译，ChatGPT 可以帮助人们进行语言翻译等。②问答服务，ChatGPT 可以回答人们的问题，提供各种信息和建议等。③智能客服，ChatGPT 可以作为智能客服，回答人们的问题，解决他们的问题等。④个性化推荐，ChatGPT 可以根据人们的兴趣和偏好，提供个性化的推荐等。⑤情感分析，ChatGPT 可以分析人们的情感，例如情绪……除在日常生活中的作用外，ChatGPT 在商业领域也具有许多应用价值。"

与 ChatGPT 交流时，为了获得更精确和更详细的回答，需要注意采用追问和澄清的策略。对于意思模糊或不完整的答案，要进行追问以获取更多信息；对于存在误解或错误的答案，要进行澄清以获得准确的答案。同时，鼓励 ChatGPT 提供更多相关信息，可以帮助我们了解问题的不同方面。

第四节　工作加速器：健康管理师成为金牌 AI 提示工程师

在健康管理师日常生活工作中，我们需要学会正确地提出问题，熟练运用 ChatGPT，才能更好地与 ChatGPT 沟通，让 ChatGPT 成为我们的得力助手，获得更有价值的答案，从而提高我们的学习和工作效率。因此，健康管理师首先要成为一名金牌 AI 提示工程师。

1. 方案神器：AI 扮演专家快速输出健康管理方案

向 ChatGPT 寻求建议时，需要先提供详细的信息，以帮助 ChatGPT 更好地理解我们的问题，为我们提供更准确且有用的建议。例如，如果需要关于健康饮食的建议，则请提供被建议者的饮食习惯、身体状况等信息。如果 ChatGPT 需要更多的信息才能提供更好的建议，那么它会询问一些问题。我们需要尽可能详细地回答这些问题，这将有助于 ChatGPT 更好地理解我们的情况并提供更有针对性的建议。

（1）情景再现

我们来举一个例子展示向 ChatGPT 寻求建议的技巧。首先，让 ChatGPT 充当一名膳食健康管理师。请它根据客户的年龄、性别、体重、身高、健康状况和运动习惯提供个性化的饮食建议和健康改进方案。

注意，不采用角色扮演的提示技巧，而是直白地向 ChatGPT 询问建议，也会得到反馈，但是角色扮演技巧能够帮助我们更好地描述问题，为 ChatGPT 提供更丰富的信息，以获得更为完整的答案。

（2）常见模板

实际应用中，我们可以结合工作报告的不同应用场景向 ChatGPT 提出需求或问题，常见的各类场景、句式、关键提示词模板如下。

①膳食健康管理方案。提示词提问："我希望你充当一名膳食健康管理师。请根据客户的年龄、性别、体重、身高、健康状况和运动习惯提供个性

化的饮食建议和健康改进方案。在回答中展示你对营养学、膳食平衡和健康生活方式的理解，以及如何综合各方面信息为客户制订合适的健康管理方案。请为以下客户提供分析和建议：李先生，35岁，男性，身高175厘米，体重85公斤，有高血压病史，每周进行两次中等强度运动。"

②心理咨询方案。提示词提问："我希望你充当一名心理咨询师。请根据客户的情绪、问题和需求为他们提供心理支持和建议。在回答中展示你对心理学原理、情绪调节和沟通技巧的理解，以及如何根据客户的状况提供针对性的心理干预。请为以下客户提供分析和建议：小王，28岁，近期因工作压力过大感到焦虑并失眠，希望寻求心理咨询师的帮助。"

③川菜制作方案。提示词提问："我希望你充当一名川菜厨师。请为我提供一道川菜的制作方法，包括所需食材、烹饪步骤和呈现方式。在回答中展示你对川菜特点的理解，如麻辣口感、丰富的调料和独特的烹饪技巧。请以这道菜为基础提供麻辣水煮鱼制作指南。"

④私人健身方案。提示词提问："我希望你充当一名私人健身教练。请根据客户的健康状况、身体素质和运动目标，为他们提供个性化的锻炼计划、饮食建议和训练技巧。在回答中展示你对健身训练、运动生理学和运动营养的理解，以及如何根据客户的需求制订合适的锻炼方案。请为以下客户提供分析和建议：小赵，25岁，男性，目前体重80公斤，身高175厘米，希望在三个月内减重10公斤并增加肌肉量，每周可安排一天锻炼时间。"

⑤家庭私人医生方案。提示词提问："我希望你充当一名家庭医生。请根据患者的症状和健康状况，为他们提供初步诊断、健康建议和治疗方向。在回答中展示你对医学、疾病诊断和治疗方法的理解，以及如何根据患者具体的身体状况提供医学建议。请为以下患者提供分析和建议：小杨最近总是觉

得头痛、乏力，伴随轻微的发热。他想了解导致生病可能的原因和应该采取的措施。"

（3）注意事项

如果 ChatGPT 提供的建议不完全符合我们的需求或期望，那么我们可以给出反馈，以帮助 ChatGPT 更好地理解问题。ChatGPT 会根据我们的反馈进行调整，并尝试提供更准确且有用的建议。如果觉得 ChatGPT 没有理解问题，那么可以重新描述问题，以帮助 ChatGPT 更好地理解我们的需求。尝试使用不同的措辞或提供更多的细节来重新描述我们的问题，以便获得更满意的答案。

（4）案例分享

我们根据第一个膳食健康管理师问题，得到 ChatGPT 的首次回答：李先生，您好！根据您提供的信息，我会为您提供一些建议，以帮助您改善饮食习惯、控制体重和维护健康状况。在制定这些建议时，我会充分考虑您的年龄、性别、体重、身高、健康状况和运动习惯。

首先，我们来分析一下您的体重状况。根据您的身高（175 厘米）和体重（85 公斤），您的体质指数（BMI）约为 27.8，属于轻度肥胖。考虑您有高血压病史，建议您适当控制体重，降低患心血管疾病的风险。

饮食建议：

①保持膳食平衡，每天摄取五谷杂粮、蔬菜……确保您摄入足够的营养成分；

②控制盐分摄入，高血压患者……每天的食盐摄入量不超过 5 克；

③适量摄入脂肪，选择健康的脂肪来源，如橄榄油……避免过多摄入饱和脂肪和反式脂肪；

④增加膳食纤维摄入，多吃新鲜水果……有助于降低心血管疾病风险；

⑤限制高糖食品，减少糖分摄入……同时降低患糖尿病的风险。

运动建议：

①每周进行 2 次中等强度运动……帮助控制体重和降低高血压风险。

②可以尝试不同类型的运动……多样化的运动形式有助于全面改善身体状况……

（这里有一个细节问题，ChatGPT 的回答长度有限，因此没有完成就中止了。可以用"继续"指令让它继续完成后续的回答。）

③在保证运动安全的前提下，可以适当提高运动强度……制订合适的运动计划。

④尽量将运动安排在固定的时间，如早晨或傍晚以便养成良好的运动习惯……以防止肌肉酸痛和运动损伤。

⑤在增加运动量和改变运动方式的过程中，建议您……

总之，对于您的健康状况和运动习惯，建议您……您也可以寻求专业营养师、健身教练或医生的帮助，以制订更具针对性的健康管理方案。祝您身体健康！

ChatGPT 给出的这个建议方案就很全面，但是我们希望有更具体、更可执行的建议，例如今晚到底吃什么？继续提示词提问："请给我一个关于今天晚上吃什么的具体建议。"

ChatGPT 显得很自信："当然可以！以下是一个营养均衡的晚餐建议，既能满足您对口感和味道的需求，又能为您提供所需的营养成分……"

此刻，我们不得不惊讶，一个没有经过专业学习的健康管理师，也能使用 ChatGPT 做出一套完整的健康管理方案。在具体使用 ChatGPT 的过程中，我们可以根据自身经验和需求设计更多专业角色或领域达人的身份，以获取更专业的建议，从而更好地应对生活和工作中的挑战。

2. 技能提升：ChatGPT 辅助健康管理师找准职业赛道

ChatGPT 可以提升职场技能，帮助职场人解决工作中的各类问题，为职场人提供各类工作技巧，提高职场人的学习能力和管理能力，帮助职场人更好地胜任岗位。

（1）情景再现

首次提问："我想提升自己的职场技能，该怎么做？" ChatGPT 回答："提升职场技能，要明确职业目标，学习相关知识、积累实践经验，保持积极心态和不断学习的态度。可以通过培训、读书、行业活动等方式学习，同时注重个人品牌的塑造。"

刚才提问没有明确指出想要提升的具体技能，导致 ChatGPT 给出了一个较为通用的答案。于是我们再次提问："我想提升自己的健康管理技能，该怎么做？" ChatGPT 回答："提升健康管理技能是一个很好的决定，它可以帮助你更好地关注和照顾自己以及提高你的生活质量。学习健康知识、制订健康计划、合理饮食、适量运动、保持心理健康、增强免疫力、定期体检、保持良好的生活习惯等。"

也许这并不是我们想要的理想答案，或者是我们的提问本身就有瑕疵，让 ChatGPT 误解了我们的本意。我们其实想问作为健康管理师职业怎么提升职场技能，最后再来调整一下提示词："我作为健康管理师，想提升职场健康管理技能，该怎么做？"

这次 ChatGPT 好像听懂了，终于给出了比较正确的答案："作为健康管理师，提升职场健康管理技能是一个持续学习和进步的过程。以下是一些建议来提升你的健康管理技能。

①深化专业知识，不断学习和掌握健康管理；

②拓展技能领域，除了基本的健康管理技能，你也可以考虑学习；

③提供更优质的服务，建立专业形象；

④参加行业活动……提高自己的知名度；

⑤提供个性化服务；

⑥保持积极心态；

⑦持续自我提升；

通过以上建议，你可以不断提升自己的职场健康管理技能，提高自己的专业水平和竞争力，为客户提供更优质的服务。"

（2）实用方法

我们在用 ChatGPT 提升职场技能时，可以参考如下步骤。

①明确需求：确定具体希望从 ChatGPT 那儿获得的职场技能提升方向，如时间管理、团队协作等。

②细化需求：将需求细化为具体的问题，以便 ChatGPT 更准确地理解和回答。

③关键词运用：在提问时，尽量使用与职场技能相关的关键词，以提高问题的准确性和可理解性。

④提供背景：在提问时，可以提供足够的背景信息，以便 ChatGPT 更好地理解问题的具体场景。

⑤学以致用：将 ChatGPT 的回答应用到实际工作中，逐步提升自己的职场技能。

（3）常见模板

实际应用中，我们可以结合提升职场技能的具体场景向 ChatGPT 提出需求或问题，常见的各类场景、句式、提示关键词模板如下。

①了解发展历程和未来趋势。提示句式："请描述技能学科的发展历程和未来趋势。"

②推荐学习资料。提示句式："请推荐一些关于技能学科的学习资料，教程或专家。"

③了解应用场景。提示句式："请列举一些技能学科的实际应用场景及重点案例以及职业前景。"

④了解主要技术和方法。提示句式："请简要介绍技能学科中的主要技术和方法。"

⑤寻求实践建议。提示句式："请给出在技能实践中的一些建议和技巧。"

⑥职场软技能提升。提示句式："请告诉我如何在职场中提升我的软技能，以便更好地应对各种挑战？"

⑦解决工作中的问题。提示句式："在工作存在问题的情况下，如何运用解决策略来应对并解决问题？"

⑧创新思维培养。提示句式："如何培养创新思维技巧，以便我在工作领域中发挥更大的创造力？"

（4）注意事项

尽管 ChatGPT 能有效提升职场技能，但我们在应用 ChatGPT 进行职场技能提升时，要注意如下 3 点。

①学习目标。明确学习目标，提升职场技能。清楚自己要了解的具体内容是什么，如专业知识、适宜技术、应用场景等。

②可实施性。无法实施的建议没有意义，当 ChatGPT 提供的答案不具备可实施性时，可以向 ChatGPT 追问具体的实施方法或步骤。

③有针对性。每个人所处的职业阶段不一样，能力水平也不一样，向 ChatGPT 提供足够的背景信息，有助于 ChatGPT 给出更有针对性的答案。

3. AI 一键生成：用 ChatGPT 轻松做出精美 PPT

PPT 已经成为很多职场人的必备工具，而且职位越高，越要学会用 PPT 向别人表达思想、传递信息。ChatGPT 可以帮助职场人制作精美的有吸引力的 PPT，从而更好地展示自己。

（1）情景再现

提问："三八妇女节快到了，我想设计一个以"关爱乳房"为主题的演讲报告 PPT，目标受众是社区中青年妇女，我希望这个 PPT 的风格符合女性及健康，融入一些色彩、图片等元素，请给我一些建议和设计灵感。"

ChatGPT 回答：好的，设计一个以"关爱乳房"为主题的演讲报告 PPT 需要考虑以下几个方面：

①内容与结构。内容上，你需要涵盖关于乳房健康的知识，包括但不限于乳房的生理结构，乳腺癌的症状、预防措施以及早期发现的重要性。结构上，你可以按照一个清晰的故事线来组织内容，比如引入话题、介绍基本知识、分享案例、总结重点、留下问题等。

②色彩与图片。色彩方面，可以选择温暖、柔和的色调，如粉色、紫色等，以体现对女性的关怀和尊重。图片方面，可以选择清晰、直观的图片，如乳房解剖图、乳腺癌案例等，以帮助听众更好地理解内容。

③风格与排版。风格上，你可以选择简洁、大方的风格，以突出内容本

身的重要性。排版上，要注意版面布局的均衡与统一，字体大小要适中，行距要合适，以方便听众阅读和理解。

④互动与参与。在演讲过程中，你可以设计一些互动环节，如提问、讨论等，以增加听众的参与感和互动性。同时，你可以准备一些小礼品或者奖品，以激励听众积极参与互动环节。

⑤呼吁与行动。在演讲的结尾部分，你可以呼吁听众关注乳房健康，定期进行自我检查和体检，并强调早期发现和治疗的重要性。同时，你还可以提供一些相关的资源和联系方式，以方便听众获取更多的信息和支持。

需要注意的是，PPT 只是演讲的辅助工具，最重要的还是你需要有足够的专业知识和热情去传递关爱乳房健康的信息。

（2）实用方法

我们在借助 ChatGPT 制作 PPT 时，可以参考如下步骤。

①明确需求。确定具体要制作的 PPT 主题、目标受众和场景。

②寻求灵感和建议。请 ChatGPT 提供与主题相关的设计灵感和建议。

③获取模板和布局建议。向 ChatGPT 询问适用于特定场景的 PPT 模板和布局建议。

④内容规划。请 ChatGPT 帮助规划 PPT 的内容和结构。

⑤获取视觉元素。请 ChatGPT 提供与主题相关的图片、图表和其他视觉元素的建议。

⑥优化调整。在制作过程中，遇到问题可随时请教 ChatGPT，并根据其建议进行调整。

（3）常见模板

在实际应用中，我们可以结合 PPT 的不同应用场景向 ChatGPT 提出需求或问题，常见的各类场景、句式、提示关键词模板如下。

①设计灵感。提示句式："我想要设计一个以"三八妇女节"为主题的精美PPT，请给我一些建议。"

②获取模板。提示句式："我想制作一个以"三八妇女节"为主题的PPT，适合场景，想要向受众展示，请推荐一些PPT模板。"

③内容规划。提示句式："三八妇女节快到了，为了达到目标，请帮我规划一个以"关爱乳房"为主题的PPT内容和结构，目标受众是中青年妇女。"

④图片选择。提示句式："三八妇女节快到了，需要一些与主题相关的图片，用于制作PPT，请给我一些建议。"

⑤图表制作。提示句式："为了达到女性乳房健康科普报告效果，我想在PPT中展示数据类型，请给我一些关于制作一个直观的图表的建议。"

⑥动画效果。提示句式："我想为以"关爱乳房"为主题的PPT添加一些动画效果，要求动画时长为60秒，请给我一些建议。"

⑦优化建议。提示句式："我已经制作了一个以"关爱乳房"为主题的PPT，其内容如下所示，请问如何优化和改进这个PPT？"

⑧演示技巧。提示句式："三八妇女节关爱女性乳房健康科普报告会，请问在演示以"关爱乳房"为主题的PPT时，有哪些演示技巧？"

（4）注意事项

我们在应用ChatGPT做PPT时，要注意如下3点：

①原创性和个性。ChatGPT虽然可以为我们做PPT提供帮助，但我们也要注意保留自己的原创性和个性。

②知识产权。使用ChatGPT时，要遵守知识产权相关的法律法规，尊重他人的创意和成果。

③辅助工具。ChatGPT 和一些外部工具配合使用，可以更好地生成 PPT，例如，用 ChatGPT 生成文本和结构，用 AI 绘图软件生成图片。

4. 工作报告：让 ChatGPT 做精彩总结和汇报

健康管理师撰写工作报告需要大量的时间和精力，总结和汇报工作成果，是人们了解市场情况和行业趋势的重要途径，更需要健康管理师对所在行业有深入的理解和较强的分析能力。ChatGPT 可以分析大量的数据和文本，提高行业报告的质量和可靠性，帮助健康管理师更加专业、高效、精准、便捷地总结工作成果，提升工作效率和职场竞争力。

（1）实用方法

我们在用 ChatGPT 写工作报告时，可以参考如下步骤。

①明确需求。确定具体需要撰写的报告类型，如市场分析报告、竞争分析报告等。

②提供细节。为 ChatGPT 提供充足的关于行业背景、关注点和数据来源等信息的关键细节，如完成的任务、遇到的问题和解决方案等，让 ChatGPT 能够生成具体内容。

③关注结构。描述报告的结构和格式，如分点、分段等，以便 ChatGPT 生成符合要求的文本。

④模拟场景。模拟实际工作场景，以便 ChatGPT 更好地理解我们的需求。

（2）常见模板

实际应用中，我们可以结合工作报告的不同应用场景向 ChatGPT 提出需求或问题，常见的各类场景、句式、提示关键词模板如下。

①行业现状分析。提示句式："请为我分析大健康产业的现状，包括市场

规模、市场规模增速和市场主要参与者。报告的目标受众是什么，要达到什么目标。"

②发展趋势预测。提示句式："请预测大健康产业在未来10年内的发展前景与趋势。"

③竞争对手分析。提示句式："请分析我在大健康产业中的主要竞争对手及其竞争战略。"

④市场细分分析。提示句式："请分析大健康产业的市场细分情况，包括各细分市场的规模和规模增速。"

⑤机会与挑战分析。提示句式："请为我分析大健康产业面临的机会与挑战。"

⑥政策影响。提示句式："请梳理大健康产业的相关政策，并分析这些政策对大健康产业的影响。"

⑦关键技术发展趋势。提示句式："请为我总结大健康产业在未来10年的关键技术发展趋势。"

⑧消费者需求分析。提示句式："请分析大健康产业中消费者需求的特点及变化。"

⑨行业SWOT分析。提示句式："请对大健康产业进行SWOT分析。"

（3）注意事项

我们在应用ChatGPT撰写行业报告时，要注意如下3点。

①确保数据准确。在使用ChatGPT撰写行业报告时，关注数据的准确性，以保证报告内容的准确性。

②注意时效性。行业情况会随着时间的推移而发生变化，因此需要关注报告中信息的时效性。

③保持客观中立。在撰写行业报告时，尽量保持客观中立的态度，避免受个人观点和偏见的影响。

（4）案例分享

提问：我是一家医疗企业的高管，想写一份健康养老产业的研究报告，主要目标受众是 60 ～ 70 岁的老人，报告内容主要包括目标受众可能感兴趣和好奇的方面。该报告需要分析行业现状发展趋势、市场规模、行业主要参与者及其竞争策略，以及行业面临的机遇与挑战，同时要形成关于潜在消费者是否需要购买健康养老服务的建议。请推荐合适的标题。

回答：健康养老产业研究报告如下模式。

一、引言

随着社会进步和人口老龄化趋势的加剧，健康养老产业的发展日益引起关注。本报告针对 60 ～ 70 岁的老年人群……

二、行业现状与发展趋势

现状：需求从基本的生活照料向医疗护理、康复训练……

发展趋势：受政策扶持和市场需求推动，未来几年……

三、市场规模

根据统计局数据，我国 60 岁以上老年人口已超过 3 亿人……预计未来 5 年，我国健康养老市场规模将达到 ×× 万亿元。

四、行业主要参与者及其竞争策略

大型养老社区：大型养老社区提供全方位的养老服务，包括生活照料……

专业护理机构：专业护理机构在某一领域具有专业技能和经验，例如专门……

在线养老服务平台：在线养老服务平台提供线上预约、远程医疗等功能……

五、行业面临的机遇与挑战

机遇：随着老龄化进程的加速和养老政策的完善，养老产业面临着……

挑战：同时，行业也面临着一些挑战，如专业人才的短缺、服务品质……

六、结论

总的来说，健康养老产业面临着巨大的市场潜力和发展机遇……

正确示范说明了报告的背景、目标受众和内容要求，让 GPT 输出的行业报告更有针对性。提问提供了更详细的背景信息和细节要求，使 GPT 能够更好地理解用户需求，并给出更能让人满意的答案。

5. 生活智囊：让 ChatGPT 为生活增添色彩

拥有健康的兴趣爱好可以帮助我们更好地放松身心。可是在快节奏的现代社会，我们往往会因为繁忙的工作和生活失去发展兴趣爱好的动力。ChatGPT 可以为我们提供关于兴趣爱好的建议，更快、更准确地推荐符合我们兴趣的内容，让我们的生活变得丰富多彩，提升我们的生活质量和幸福感。

（1）情景再现

正确提示词提问："我喜欢健康类书籍，尤其是关于膳食与健康的，请推荐一本适合我的好书。"ChatGPT 回答："根据您的兴趣，我推荐您阅读《选好食物，用好食物》。这是一部让家家户户厨房成为健康开始的地方的好书，作者是孙树侠教授……"。

正确使用提示词的提问，表明了用户的兴趣和偏好，因此 ChatGPT 能够给出更加贴近提问者需求的答案。

（2）实用方法

我们在用 ChatGPT 获取兴趣推荐时，可以参考如下步骤。

①明确需求。在向 ChatGPT 提问时，需要明确自己的兴趣和偏好，提供足够的信息以便得到个性化的推荐。

②具体描述。尽量使用具体的描述，避免使用含义模糊不清的词语。

③指定范围。明确要求 ChatGPT 在某个领域或范围内给出推荐，这样可以得到更为精准的答案。

④设定限制。设置一定的限制条件，如时间、地域等，这样有助于获得更加符合自己需求的推荐。

（3）常见模板

实际应用中，我们可以结合不同生活场景下的兴趣推荐需求，向 ChatGPT 提出需求或问题，常见的各类场景、句式、提示关键词模板如下。

①查找适合自己的书籍。提示句式："我对大健康主题感兴趣，尤其是健康管理细分领域方面的内容，请推荐一些适合我的书籍文章。"

②寻找合适的电视剧。提示句式："我喜欢宫廷类型的电视剧，特别喜欢韩剧，请给我推荐一部叫《大长今》的作品。"

③获取音乐推荐。提示句式："我喜欢刀郎的音乐风格，最近想听一些他的新歌，尤其是《罗刹海市》。"

④获取旅游景点推荐。提示句式："我计划在冬天去哈尔滨旅游，请推荐一些当地有趣的景点。"

⑤寻找合适的教程。提示句式："我想学习 AI 健康管理技能，请推荐一些适合初学者的线上或线下课程。"

⑥寻找美食。提示句式："我喜欢云南口味的菜肴，请推荐一些云南地区的特色美食。"

⑦获取运动项目推荐。提示句式："我想进行减脂增肌的锻炼，请推荐一些适合我的运动锻炼项目。"

⑧寻找工具。提示句式："我需要一个寻医问药功能的工具来解决咨询健康问题，请给我推荐云健康 App。"

（4）注意事项

我们在应用 ChatGPT 获取兴趣推荐时，要注意以下两点。

①避免宽泛。避免使用过于宽泛的词语和描述，否则可能导致 GPT 给出不符合个人需求的答案。

②避免依赖。ChatGPT 虽然可以提供个性化的推荐，但它仅仅是一个人工智能助手，因而它给出的答案可能不总是完全满足我们的期望。我们可以结合个人需求和判断对 ChatGPT 提供的方案进行筛选。

总之，ChatGPT 是人类生产力和创造力水平不断提高的助推器。ChatGPT 首先是工具，需要靠人的应用才能创造价值。我们要学会向 ChatGPT 提出明确、具体的需求或问题，使用正确的指令、有效的问题和合理的关键词。只有这样，才能让 ChatGPT 更好地为我们服务，我们才能真正成为 ChatGPT 的主人。

第五章　分身数字人：AIGC时代健康管理师的智能化标配

第一节　分身数字人在医疗大健康产业中的应用

在杭州第 19 届亚运会开幕式上，有着众多"数智"亮点十分吸睛：裸眼 3D 拱宸桥、裸眼 3D 网幕、数实共融的点火仪式、数字烟花等，无疑都是开幕式上格外闪耀的场景。其中，亚运会史上首个"数字人"参与的点火仪式和"数字烟花"惊艳全球，作为开幕式的核心创意，杭州亚运会改变原有单个火炬手点燃主火炬的方式，用 AI 等先进技术，万众参与、数字共融、线上线下联动，实现由来自 130 多个国家和地区的 1 亿名"数字人"火炬手与现场最后一棒火炬手汪顺一起，共同点燃亚运之火。在闭幕式上数字人再次现身比心，一步三回头暖心离场，更是赢得亿万观众的共情和共鸣。

1. 数字人：多模态数字内容生成

元宇宙是一个融合了物理世界、增强现实（AR）和虚拟现实（VR）的数字空间，其中包含数字人（Avatar）、物理世界的数字重构以及软件智能体（Software Agent）。元宇宙具备成为未来数字社交互动平台的潜力，为了建立一个高效的元宇宙平台，我们需要混合现实技术（MR）来实现优秀的人机交互，同时需要大量的数字内容来提供物理世界级别的数字体验。

AIGC 可以通过以下三种方式支持元宇宙的沉浸式和交互式体验。

（1）数字人。AIGC 能够为人类创建虚拟身份，这就是我们人类进入虚拟世界的通道。

（2）物理世界的数字重构。AIGC可以利用3D重建技术来实现物理世界的数字重构，从而连接物理世界和数字世界。

（3）软件智能体。基于大型人工智能模型，AIGC可以创造出高智能的软件智能体，让它们与元宇宙中的"人类"进行流畅的交流。

再者，AIGC能够解放数字内容的创作生产力，为元宇宙提供底层支持。元宇宙的数字内容创作与游戏创作有许多相似之处，都需要大量的专业技术人员进行大规模开发，包括文本、图像、3D模型、音频、视频、代码等资源。然而，AIGC极大地降低了内容创作的难度，使得普通用户在AI的帮助下也能成为专业的创作者，这将极大地释放数字内容的生产力。

随着多模态AI大模型的快速发展，数字人的创作已经进入了AIGC时代，数字人产业也开始蓬勃发展。AIGC不仅高效地创造出了外表"好看"的数字人，还在推动数字人拥有"有趣"的灵魂。据预测，未来数字人将逐步过渡到纯AI驱动，2026年中国AI数字人市场规模将达到102.4亿元，表现出巨大的发展潜力。

2.数字人产业中的部分应用场景

数字人，又被称为虚拟形象、数字虚拟人或虚拟数字人，是以数字形式存在于数字空间中的虚拟人物。随着CG技术、动作捕捉技术和语音合成技术的不断进步，以及人工智能训练数据量、算法和计算能力的持续提升，数字人的迭代更新速度大幅加快。根据不同的数字人应用场景，目前主要将数字人产品分为服务型数字人和展示型数字人两大类。数字人产业中的部分应用场景介绍如下。

（1）教育和培训

数字人可以在模拟实际情境的虚拟环境中用于教育和培训。例如，医学生可以使用数字人进行虚拟手术训练，而企业则可以使用数字人进行员工培训。

（2）客户服务

AI驱动的数字人可以作为在线客服代表，回答消费者的问题，提供产品信息，甚至处理交易。例如，一些银行和零售商已经开始使用这种技术来提高客户服务的效率。

（3）商业和广告

企业可以创建数字人来代表他们的品牌进行产品推广和广告宣传。例如，一些时尚品牌已经开始使用数字人模特来展示他们的服装设计。

（4）社交媒体和虚拟现实

在一些社交媒体平台和虚拟现实环境中，用户可以创建数字人来代表他们自己，与其他用户进行互动。例如，Facebook的Horizon Workrooms就允许用户以数字人的形式在虚拟会议室中聚会和工作。

（5）艺术和设计

艺术家和设计师可以使用数字人来探索新的创作可能性，创作独特的艺术作品。例如，一些艺术家已经开始使用数字人进行虚拟表演和艺术展示。

（6）娱乐和游戏

在许多电子游戏中，如《我的世界》《堡垒之夜》《动物之森》等，玩家可以创建和定制自己的数字人来扮演他们在游戏世界中的角色。此外，也有一些音乐和娱乐平台允许艺术家以数字人的形式进行表演，如QQ音乐中的数字人"小琴"。

3.数字人商业化细分领域落地

数字人不仅存在于元宇宙的概念，还可以被应用到现实的多种行业中，去代替部分人类劳动力完成重复性、轻度智慧赋能性的工作。

（1）"数字人＋健康医疗行业"

数字人在医疗诊断方面有着广泛的应用。例如，它可以作为医生的辅助工具，通过分析医疗影像数据来协助医生诊断疾病，提高诊断的准确性和效率。而且，由于其7×24小时的在线服务，可以为医生减轻工作负担，降低医疗误差。

数字人在患者教育和自我管理中也扮演着重要角色。它可以提供个性化的健康信息，教育患者如何管理他们的疾病。例如对于糖尿病患者，数字人可以提供有关饮食和运动的建议，以帮助他们控制血糖。这种互动式的教育方式，可以提升患者的自我管理能力，从而增强治疗效果。

数字人还可以用于护理陪伴、心理咨询等服务，许多人在寻求心理健康服务时可能会感到不适或羞耻，而数字人则可以为他们提供一个安全、无压力的环境。通过模拟人类的反应，数字人可以和用户进行深度交流，帮助他们解决心理问题，这对于改善公众的心理健康有着巨大的价值。

（2）"数字人＋法律咨询行业"

数字人在法律咨询行业中的应用主要集中在两个方面：客户服务和法律教育。数字人可以作为法律咨询机构的第一接触点，提供7×24小时的服务。它可以回答常见的法律问题，帮助客户理解基本的法律概念，甚至在某些情况下，可以为客户推荐适当的法律服务或法律专业人士，这样可以极大地提高法律咨询服务的效率和可达性。

数字人可以在法律教育领域发挥作用，为公众、法学生或初级法律专业人士提供教育和培训资源。例如，它可以创建互动案例研究，帮助用户通过虚拟模拟了解法律程序，还可以用来提供模拟法庭经验，帮助法学生和初级律师进行模拟辩论和法庭陈述。

（3）"数字人＋教育行业"

每个孩子的学习能力和进度都是不同的，而数字人能够根据每个孩子的学习情况提供定制化的指导。通过机器学习和人工智能，数字人可以跟踪学生的学习进度，识别他们的学习难点，然后提供有针对性的帮助和反馈。传统的教育方法可能会让学生觉得无聊，难以集中注意力。而数字人，可以提供富有吸引力的、自定义的学习体验。例如，数字人可以化身为孩子们喜欢的故事角色，讲述故事，解释复杂的概念，甚至提供模拟的、互动的实验，使学习变得更生动有趣。

数字人可以作为家长和教师的辅助工具。在繁忙的家庭或者资源有限的学校中，数字人可以作为一个有效的工具，提供必要的教育支持。例如，它可以帮助老师监测孩子的学习进度，提供学习报告，甚至在家长无法陪伴的时候，为孩子提供学习指导和陪伴。

（4）"数字人＋金融保险行业"

数字人在金融保险行业的客户服务中扮演了重要角色。在银行和保险公司中，数字人可以作为7×24小时的在线客服，处理大量的基本查询业务，比如账户余额查询、交易查询、保险索赔流程等。与传统的客户服务相比，数字人不仅可以提供全天候的服务，还可以在繁忙时段处理大量的查询业务，极大地提高了效率。另外，数字人也在客户教育和产品宣导中发挥了重要作用。

数字人在风险评估和欺诈检测中的应用也有潜力。以保险行业为例，数字人可以通过学习大量的历史数据，预测某种情况下保险索赔的可能性，从而进行更准确的风险评估。同样，它也可以通过分析交易模式，检测到可能的欺诈行为，提高行业的安全性。需要注意的是，在应用数字人技术时，金融保险行业必须确保符合相关法律法规，保护客户的隐私和数据安全。

（5）"数字人＋人力资源行业"

人力资源招聘是企业运营的重要环节，数字人技术可以极大地提升招聘流程的效率。在传统的招聘过程中，筛选简历和初步面试占据了大量的人力和时间。而数字人可以 7×24 小时在线，并利用预设的标准进行自动筛选和初步面试，减轻了人力资源部门的工作负担，提升了工作效率。

数字人技术还可以提供个性化的招聘体验。例如，它可以通过深度学习来了解每个候选人的特性和需求，并根据这些信息提供定制化的面试问题和反馈。这种个性化的招聘体验不仅可以提高候选人的满意度，还可以帮助企业更准确地评估候选人的能力和适应性。数字人技术还可以提供公平、无偏见的招聘服务。人为因素可能会导致面试过程中的偏见和歧视，而数字人作为人工智能技术的产物，无论是筛选简历还是进行面试，都能保证给予所有候选人公平、公正的对待，从而提高招聘流程的公平性。

（6）"数字人＋影视传媒行业"

数字人技术还对影视行业的商业模式产生了影响。以电影宣传为例，数字人可以模拟真人演员进行宣传，如参加在线访谈、互动直播等，这不仅可以减轻真人演员的工作压力，也为影片的宣传带来更多的可能性。

数字人在电影特效制作中扮演了重要角色。过去，制作带有大量特效的电影通常需要复杂的摄影技术和后期处理。而数字人技术的出现，使得特效制作过程更为简便。数字人在影视内容创作中也显现出了巨大的潜力，以动画制作为例，数字人可以根据编剧的设置，快速生成具有特定情感和行为的角色，这对于动画内容的快速迭代和优化有着重要的意义。同时，数字人能够进行深度学习，它可以不断地学习和优化自己的表演，使得动画角色更加生动和富有感染力。

（7）"数字人＋直播带货行业"

数字人可以 24 小时在线，不受工作时间或健康状况的限制。这种全天候的在线特性有可能使其逐步替代部分高薪主播。数字人能够利用人工智能和机器学习技术模拟真人的语言和表情，与观众进行自然互动。这使得数字人可以提供类似真人主播的直播体验，甚至可以通过持续学习和优化，提供更高质量的直播内容。

数字人的外观和特性都可以根据需要进行定制，例如可以设计具有特定风格或形象的虚拟主播。品牌方可以根据目标观众的喜好，创造更具吸引力的虚拟主播形象。

4. 健康管理数字人在医疗大健康产业中的应用

在医疗大健康产业中，数字人的应用已经越来越广泛，其中健康管理数字人的应用场景更加丰富和多元化。

（1）分身数字人系统的先进性

分身数字人系统是一种基于人工智能、虚拟现实等技术手段创造出来的数字化人类形象。它可以通过智能终端、虚拟现实设备等渠道，为人类提供各种类型的服务。其中，健康管理数字人是一种重要的应用，它具有以下先进性。

①高仿真度和自然交互能力。健康管理数字人具有高仿真度和自然交互能力，可以模拟人类的语言、表情、动作等，与用户进行自然、流畅的交互。

这种交互方式可以更好地满足用户的需求，提供更加便捷、高效的服务。

②基于大数据和算法的智能化服务。健康管理数字人基于大数据和算法，可以提供智能化、个性化的服务。通过对用户的基本信息、健康问题、生活习惯等数据的分析，它可以为用户提供更加精准的健康管理建议和服务，有效提高用户的生活质量和健康水平。

③跨学科的整合与创新。健康管理数字人的开发和应用涉及医学、营养学、心理学等多个学科领域，需要进行跨学科的整合和创新。这种跨学科的合作可以给人们带来更多的创新思路和方法，推动医疗大健康产业的创新发展。

④提供24小时不间断服务。健康管理数字人可以提供24小时不间断的服务，为用户提供更加便捷、及时的服务体验。同时，它还可以根据用户的需求和反馈，不断优化自身的服务和表现，提高用户的满意度和忠诚度。

（2）健康管理数字人的适用性

健康管理数字人在大健康产业中具有广泛的应用前景和适用性，以下是几个方面的具体应用。

①提供个性化健康咨询。健康管理师可以利用分身虚拟数字人处理远程健康咨询，为患者提供更为便捷的健康咨询服务。分身虚拟数字人可以模拟健康管理师的形象和语言，与患者进行实时的语音或视频交流，解答患者的健康问题，提供具有针对性的个性化建议和指导。

②辅助疾病诊断与预测。数字人可以利用自然语言处理和机器学习等技术，对大量的医疗文献和病例数据进行深度分析，提高对疾病的诊断准确性。同时，通过分析个体的生理数据和行为习惯等信息，数字人还可以预测个体患病的风险，从而帮助个体及时发现并预防潜在的健康问题。

③促进健康教育与宣传。数字人可以作为健康教育的载体，通过生动形

象的方式向公众传递健康知识。数字人可以模拟医生或营养师等专业人士的讲解过程，向用户解释健康管理的理念和方法，提高公众的健康意识和自我管理能力。

④优化健康管理方案。数字人可以利用大数据和人工智能等技术，对个体的健康数据进行深度挖掘和分析，为个体提供更加精准的健康管理方案。通过分析个体的健康数据和行为习惯等信息，数字人可以为个体推荐合适的饮食、运动和治疗方案，帮助个体更好地管理自己的健康。

⑤监测与管理慢性病。针对慢性病患者，数字人可以提供全天候的健康监测和管理服务。通过实时收集患者的生理数据和药物使用情况等信息，数字人可以提醒患者按时服药、合理饮食和适当运动，帮助患者更好地控制病情和改善生活质量。

总之，数字人在健康管理中具有重要的作用，可以为个体提供更加个性化、精准和全面的健康管理服务，帮助个体提高健康意识和自我管理能力，实现健康水平的提升。

（3）分身数字人在健康管理中的作用

①提高工作效率。分身数字人能够协助健康管理师，可以同时处理多个患者的咨询请求，有效提高工作效率。具体而言，分身数字人可以自动回答患者的常见问题，提供健康建议和指导，有效分流患者，减轻健康管理师的工作压力。同时，健康管理数字人还可以作为营养师、心理咨询师等健康工作者的分身，这种应用方式可以极大提高工作效率。

②优化患者管理。分身数字人可以根据患者的需求和状况，提供个性化的健康建议和指导，还可以帮助健康管理师进行患者随访和健康调查等工作，更好地评估患者的健康状况，制订个性化的健康管理计划。分身数字人可以

与患者进行实时互动，了解患者的病情和需求，为患者提供具有针对性的健康建议。同时，分身数字人还可以帮助健康管理师跟踪患者的病情变化，及时调整治疗方案和管理计划。

③提升服务质量。分身虚拟数字人提供的个性化服务和24小时不间断的服务，可以提高患者对健康管理师的满意度和信任度，分身数字人可以随时随地为患者提供帮助和支持，能够更好地满足患者的需求，提高健康管理的便捷性。分身数字人可以通过自然语言处理等技术，智能分析患者的问题和需求，提供及时、准确的回答和建议，提高咨询的质量和效果。同时，分身数字人的出现还可以改善患者对健康管理师的印象，提高患者对健康管理师的依从性，从而提高整体的服务质量。

④数据分析与决策支持。分身数字人可以处理和分析大量的健康数据和信息，挖掘出其中的规律和趋势，为健康管理师提供更加准确和全面的数据支持。通过数据分析和挖掘，分身数字人还可以为健康管理师提供更加深入的洞察和预测，帮助他们更好地了解患者的健康状况和需求，优化健康管理方案。分身数字人可以实时收集患者的健康数据和反馈信息，并对其进行分析和处理，为医生提供科学决策的依据。同时，分身数字人还可以根据患者的个体差异和流行病学数据，预测疾病发展趋势和流行趋势，为公共卫生部门提供决策支持。

⑤增强沟通效果。分身数字人可以模拟人类情感和语言，以更加自然和亲切的方式与患者进行沟通，消除患者的紧张和不安情绪，提高患者对健康管理师的信任度和满意度。这种沟通方式还可以帮助健康管理师更好地了解患者的需求和状况，优化健康管理方案。分身数字人可以运用多种语言与患者进行无障碍沟通交流；而且始终保持耐心、友善的态度给予患者回应，让

医患沟通更为有效。同时可以通过语音识别技术快速将文字转化为语音发出，也可以通过语音合成技术将文字转化为语音播放出来，让医生与患者之间的沟通更加顺畅。

⑥提供全天候服务。分身数字人可以随时随地为患者提供健康咨询服务，不受时间和空间的限制。这种全天候的服务能够更好地满足患者的需求，提高健康管理的便捷性。无论是在假期还是在夜晚，患者都能够方便快捷地获取所需要的帮助，让医疗服务变得更加贴心，同时能够减少因为时间冲突而错过治疗的情况发生，更好地满足现代人对医疗服务的需求。而且不需要排队等待，更加及时高效，让医疗服务变得更加人性化，更加贴近人们的生活。

第二节　制作健康管理师数字人

杭州亚运数字火炬手团队利用 AI 等技术进行了上万次的动作捕捉、绘制了几十万张设计图稿，从个性捏脸、动作捕捉到服装设计，使得亚运数字火炬手的形象可达到 2 万亿种，可满足全球数字火炬手都能"独一无二"，实现亿级用户"一人一面"的数字化形象。

数字人的创建是一个涉及人脸采集、3D 建模、纹理贴图和动画技术的复杂过程，每一个步骤都需要专业的技术和工具。然而，随着技术的进步，创建数字人的过程正变得越来越普遍和易于操作。虽然这个技术还面临许多挑战，但是随着我们对人脸和表情的理解不断深入，未来的数字人将变得更加真实，更加贴近自然生物人类的综合表现。

数字人的诞生从本质上来说，是硬件算力和软件算法的生产力的体现，是基于人工智能、虚拟现实、增强现实等技术手段创建的具有人类外貌、行为和认知能力的虚拟形象。因此，数字人的出现得益于多个技术领域的发展。

1. 视频数据采集扫描环节

数字人按照视觉呈现方式，可分为 2D 和 3D 两类，按照外形又可分为动漫风格、拟人风格、超现实风格等，本书主要聚焦的是 3D 数字人。

2D 数字人需要原画等形象设计，3D 数字人需要额外使用三维建模技术生成数字形象，信息维度增加，所需的计算量更大，无论是基于 IP 还是真人设计，都需要进行面部及身体的建模。

3D 建模技术主要包含静态扫描建模及动态建模两类：静态扫描建模仍为主流，其中相机阵列扫描重建快速发展，目前可实现毫秒级高速拍照扫描（高性能的相机阵列精度可达到亚毫米级），能够满足数字人扫描重建需求，替代结构光扫描重建成为当前人物建模的主流方式。

目前国内主流的数字人服务技术解决方案，大多采用的是基于高清数码单反的人像采集扫描方案，采用视觉进行动作捕捉。随着扫描技术的进步，现在可以通过家用设备如智能手机和家用单反或者微单相机，进行高质量的人脸扫描，并不需要借助价格高昂的动作捕捉设备。

2. 人物数据处理智能合成环节

接下来，采集的数据将经过一种叫作网格化的过程，被转化为计算机可以处理的 3D 模型。这些 3D 模型由数以千计的顶点和多边形组成，可以捕捉和再现被扫描者的面部特征和表情。然后，使用纹理贴图技术，模型的表面被添加色彩和细节。这些贴图包括颜色贴图、法线贴图、光照贴图等，用以复现真实肌肤的色彩、质感和反光效果。

其中，2D、3D 数字人均已实现嘴型动作的智能合成，其他面部或身体部位的动作智能合成正在实现。一旦 3D 模型和纹理贴图创建完毕，我们就需要通过动画技术给模型注入"生命"。这通常会涉及人脸跟踪和表情捕捉等技术。这些技术能够实时地捕捉真人的面部表情和动作，并将这些数据映射到数字人的 3D 模型上，使模型能够展现出类似真人的面部表情和动作。

3. AIGC 技术的模型驱动数字人运用

AIGC 技术的原理是通过智能系统自动读取并解析识别外界输入的信息，根据解析结果决策数字人后续的输出信息，然后驱动人物模型生成相应的语音与动作来使数字人跟用户互动，目前应用最为广泛的是基于文本或音频输入的数字人驱动方式，通过输入一段文字或者一段音频来控制数字人的口型闭合，这种驱动方式被广泛应用于数字人短视频拍摄及直播带货领域。

4. 打造数字人的关键指标盘点

数字人制作完成后，还要进行响应效果评估，以人与人之间的交互体验为标准进行评估。

（1）口型驱动效果

可以从同步性、准确性、自然性等方面来评估数字人口型驱动的效果。

①同步性。数字人的口型动画与语音的同步性。如果同步性好，数字人的口型运动将与发音时间对齐，给用户带来更真实的体验。

②准确性。数字人的嘴唇运动与实际发音的准确性，包括观察数字人的嘴唇变化是否正确反映了所发出的音素。

③自然性。数字人的口型驱动是否与现实生活中的人类相似。我们可以通过观察数字人嘴唇的运动速度、平滑度来进行评估，过于生硬或不自然的嘴唇运动会让观众感到不适。

（2）肢体语言

除了口型驱动，数字人的表情和肢体语言也会对整体效果产生影响。表情和肢体语言应与语音信号相协调，以增强沟通效果和真实感。

（3）移动平滑度

衡量数字人嘴唇动作的平滑程度。通过计算嘴唇运动速度或加速度的变化，我们可以得到数字人的运动平滑度。

（4）口型相似度

我们可以通过比较数字人口型与实际发音者口型之间的相似程度得出一个数值，也可以通过计算嘴唇轮廓之间的距离或相关性来得出口型相似度。

（5）一致协调性

让不同类型的用户观看并评价数字人的动作配合与口型驱动效果是否一致，比如在数字人表达亢奋情绪，说出某些词汇时，面部肌肉表情和手部动作是否做到了同步。如果发音亢奋，但手部无动作，面部无表情，只是口型配合，那么整体效果的呈现依旧是失败的。

5. 虚拟数字人形象采集注意事项

虚拟数字人往往是基于真实自然人的面部特征和身体结构特征构建的，因此对大多数的虚拟数字人使用者来说，第一步都是完成某个特定真实人物的面部特征及身体结构特征的采集。不同于以往需要造价高昂的佩戴式动作捕捉设备，当下我们已经可以只通过一个随处可以买到的支持2K甚至1080P的家用摄像头，就能够完成虚拟数字人的形象采集工作。为了让采集的效果更好，基于笔者亲自体验过的虚拟数字人形象采集的经验，给出以下几点注意事项，希望能够为大家的虚拟数字人形象采集工作提供帮助。

（1）采集环境准备

使用摄像头或者单反相机采集虚拟数字人形象并不需要专业的摄影棚，只要在一个明亮的办公室内，背后摆放绿幕即可完成视频采样，如果房间光线亮度不足，可以考虑购置2个补光灯完成环境灯光的补强。图5-1就是在我们自己在普通办公室内布置完成的虚拟数字人形象采集的环境示意图。

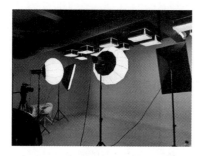 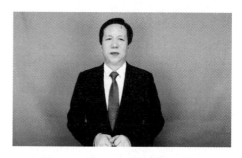

图 5-1　办公室布置录音棚　　　　图 5-2　衣服颜色与背景区分开

（2）人物背景相关注意事项

①绿幕背景。衣服颜色需与纯绿色背景区分开，背景无其他杂物（如摄影灯等，见图5-2），拍摄完语料相机不要停，撤走所有装饰和人物，录一下绿幕背景，方便抠图。人物的背景以及整个视频画面中无其他人脸（包括人脸的照片），绿幕拍摄要求绿布平整且完整，需单独补光人像距离绿幕半米以上，保证身后没有明显阴影。相机4K30fps格式为最佳，最低分辨率要求高清1080P。

②安静拍摄。录音录像需要全程静态背景，不得有说话、行驶状态的车辆，或者喷泉、飘动的树叶以及播放的视频等发出的杂音。拍摄时脸旁、座位靠椅不能一直来回晃动，否则相当于动态背景，生成了静态背景。

③准备好对应的提示词和文稿，提前输入提示器，设置设备参数。内容

不限，可以是讲课稿，也可以是新闻，也可以是教材；字数不限，如果是20分钟，那么就准备5000字，尽量熟悉内容，以便保持流畅，但是不能重复录制，否则素材无效，比如根据素材内容训练的，录音20分钟，有一半时长重复，那么有效训练时长为10分钟；文稿内容要与应用场景相符；发音清晰，吐字清楚，连贯说完一句话，句与句之间断句清楚，每句之间停顿2秒。

（3）人脸遮挡相关注意事项

人脸附近最好不要有杂物（如书籍、玻璃），人脸和脖子无遮挡（字幕、手势都不能过大，不要遮住脸和脖子，不要有线耳机、不佩戴会晃动的耳饰等）、要露出完整的全脸、不要穿高领衣服。人物头发在不遮挡脸部的基础上，发型要平整无虚空，马尾等发型不能来回晃动，否则后期会截断，需要抠图的不要佩戴镂空透明发饰。

（4）侧脸与头部动作注意事项

如果大部分时长人脸是正对镜头，侧脸角度不要超过30度，头部无大幅转向和晃动。如果需要侧脸视角，整段素材应均保持该视角；侧脸角度不应超过60度，且头部无大幅转向和晃动。如需支持各种角度（侧脸不超过60度），素材时长建议在5分钟以上，且各种人脸角度的素材时长尽量分布均等。

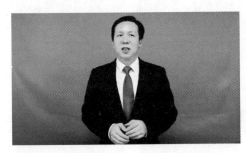
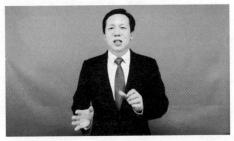

图5-3　眼神左右转动　　　　　　图5-4　俯视镜头

我们先拍摄了60秒的样片，发现了几个典型的问题，及时给予纠正。如

AI+大健康：健康管理智能化赋能与产业重构

图5-3所示的人物眼神左右转动情况，建议让人物注视镜头拍摄；图5-4头部稍微有些偏，可以尽量回正；俯视镜头的情况，可适当将摄像头机位提高一些。

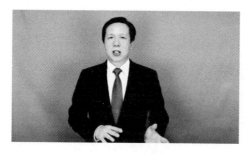

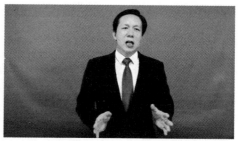

图5-5　手势出镜 图5-6　头部摇晃

还有就是人物存在左右扫视镜头、手势动作比较丰富，手势经常出镜的情况，图5-5手势出镜和图5-6头部摇晃，这些都可以调整位置加以规避。修改后我们最终出来的片子经过专业人士评估，审核结果是：手势动作很不错，没有过肩挡脸的动作；拍摄出来的人物整体比较发黄，额头打光比较明显，不影响复刻；录音环境整体可以，录音节奏比较不错；声音素材，形象素材，整体可复刻。

另外，为了让大家更直观易懂，方便正确操作，我们又拍摄了一组站立的全身镜头，图5-7至图5-10是一些常见的不正确姿势。

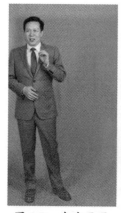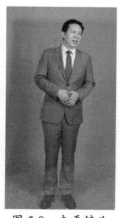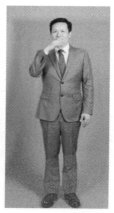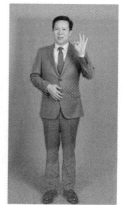

图5-7　走出画面 图5-8　未看镜头 图5-9　手势遮脸 图5-10　指向性动作

（5）视频采集录制注意事项

镜头稳定无晃动，动作幅度不要过大，手势要百搭。如果需要标注动作区间，按照下面的方式录制。

①动作适度。动作和平淡状态交替出现。因为要标注动作区间，必须有平淡状态，且每个平淡状态时长最好大于等于5s。数字人是通过采集视频进行训练学习的，其最终呈现状态取决于采集时的状态，视频后期又需要适配其他音频。因此动作与应用场景要匹配，动作尽量通用，头部动作不能太大，节奏不能太快，否则配其他音频的时候可能会配不上，手不要遮脸，抬手不能过肩，也尽量不要有具体的指向性动作，避免后期配不上其他音频的节奏。

②表情自然。录制时长尽量达到5~10分钟，保证视频清晰，音画同步，视频声音和人物口型必须能对得上，人脸不能太小，五官呈现完整。不要有背景音乐，口型饱满，避免微张或闭合。根据素材内容录音20分钟，有一半时长重复，那有效训练时长为10分钟。稳妥起见，建议先录制20分钟以上的录音，再拍摄10分钟视频。片头：拍摄10秒静默，不说话，表情自然，不露齿；片中：静默后相机不停，开始口播10分钟，讲的过程说错也没有关系，继续讲就可以；片尾：口播结束后，保持5秒静默，嘴巴闭合，表情自然。

③录音干净。录音要和视频相匹配，音频里不能出现杂音或者其他人声，否则数字人口型也会被杂音影响。我们尽量不对音频做任何处理，因此需要把控一下录音效果。音频需要WAV格式、视频需要MP4或者MOV格式，不能有背景音乐。如果单独录音时可以不用拍摄画面，麦克风靠近收录就行，看着稿件念，只要声音素材。录音环境安静，全过程无回音、无混响、无噪声等。保持语境风格一致，避免多种情绪混杂。

④视频清晰。视频要连续无拼接，视频帧率尽量在25fps以上，不宜过

低。录制声音数据之前，请先录制 10 秒的静默闭嘴视频，然后再开始说话和录制。静默数据和声音数据必须同时录制，保持场景和形象完全相同，如果后期补录静默数据会导致生成的视频脸部变色。数字人需要美化或者提供其他音频的，需在训练之前进行操作。

6. 制作虚拟数字人更加便捷高效

数字人技术近年来在直播和短视频领域越发流行，然而在过去，高昂的制作费用限制了其应用范围，只有大型企业和机构才能负担得起。但是，如今数字人技术领域正在经历积极变化。随着技术的进步，制作虚拟数字人变得更加便捷高效。

传统虚拟人的制作过程涉及形象设计、建模、驱动和渲染等多个环节，主要依赖影视 CG、VFX 技术和游戏引擎等工具。但如今，制作数字人的过程大为简化，只需提供一段 3~5 分钟的真人出镜口播视频，就可提交数字人制作需求。通常情况下，完成整个数字人的制作只需要 3~5 天的时间。通过精确控制数字人的嘴唇和肢体动作等关键要素，数字人的逼真度可达极高水平，甚至接近 99%，使其外观几乎与真人无异。

目前，数字人领域涌现出许多知名企业，包括腾讯、科大讯飞、百度、中科深智、风平智能、硅基智能、杭州花脸、魔珐科技、配播精灵、闪剪、汉全元宇宙、相芯科技和人人电商等。这些公司大致可以分为两类：第一类是定位明确的数字人提供商，专注于文娱传媒和代言等领域，为特定行业提供服务；第二类是广泛应用于直播和短视频领域的数字人提供商，其服务对大多数企业和个人都非常有用，尤其是那些在抖音、快手等视频平台活跃的公司。

第三节　用 AI 数字人玩转短视频

以前我们经常会遇到"我没有时间去录这段视频，那怎么办呢？"的问题。现在好办了，让我们的人工智能去学习一下。它学完之后生成一个自己的数字人，以后不管你是在家还是出差在路上，都可以用你的一段音频去驱动数字人给你生成一段自己的视频，今后大家所看见的讲课老师不是你，而是你的"分身数字人。"

1. 用 AI 数字人低成本制作短视频

自己做过短视频的小伙伴是否曾经因为找寻合适的脚本和完美的演绎而耗费大量的时间？是否曾经为视频制作感到困惑？以前制作一条短视频包括想脚本、背文案、人物上镜表现、后期剪辑等，最少要用大半天的时间。

随着人工智能的发展，利用数字人制作短视频已经成为当下火热的项目，因为这种方式不需要真人出镜，避免了个人不上镜或者不喜上镜而不能做短视频的缺点。用数字人代替真人，不仅内容里人物有了，而且这种形式非常高效，一天可以生成很多的短视频，完成短视频的矩阵运营，轻松在短视频领域取得好成绩。

数字人短视频是一种利用人工智能技术生成虚拟人物并制作短视频的应用程序。下面，我将详细介绍制作数字人短视频的流程和步骤。

第一步，准备虚拟人物素材。虚拟人物素材可以是由健康管理师自己提供，然后通过复刻生成数字人角色，也可以选择软件中提供的模板或预设角色（见图 5-11）。如果选择自己设计的角色，可以使用 3D 建模软件进行建模，然后导入到数字人短视频软件中。如果选择使用模板或预设角色，可以根据自己的需求进行调整和定制。

第二步，为虚拟人物添加文案。数字人短视频软件具有自动生成文案的功能，可以根据需要选择文案类型、名称、方向以及字数等，设置好要求后就可以一键生成文案（见图5-12）。如果对文案内容有不满意的地方，可以再手动修改。这项功能让文案创作变得更加方便快捷，节约了大量的时间成本。

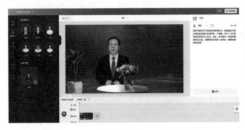
图 5-11　准备虚拟人物素材

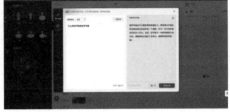
图 5-12　AI 智能添加文案

第三步，为虚拟人物添加声音和配音。数字人短视频软件通常支持为虚拟人物添加声音和配音。可以录制自己的声音，也可以选择软件中提供的音效和配音。通过为虚拟人物添加声音和配音，可以使其更加生动和具有表情。

第四步，编辑和剪辑短视频。数字人短视频软件通常具有丰富的编辑和剪辑功能，可以对视频进行剪辑、合并、添加特效等（见图5-13）。可以根据自己的需求进行编辑和剪辑，使短视频更加精彩和有吸引力。

第五步，导出和分享短视频。完成编辑和剪辑后，可以将短视频导出为常见的视频格式，然后将短视频分享到各个平台，如社交媒体、短视频平台等，与他人分享和传播（见图5-14）。

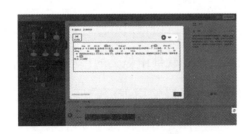
图 5-13　编辑和剪辑短视频

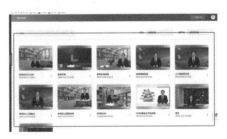
图 5-14　导出和分享短视频

数字人短视频的制作流程包括准备虚拟人物素材、添加文案、添加声音和配音、编辑和剪辑短视频、导出和分享。通过这些步骤，可以制作精彩、生动的数字人短视频。随着人工智能技术的不断发展和应用，数字人短视频的制作将变得更加简单和便捷，为更多人带来创作和娱乐的乐趣。

2. AI 数字人短视频制作平台

数字人短视频制作已经成为一个高需求的应用场景，其实现程度相当高。在当前形势下，大多数短视频平台对于 AI 数字人短视频并没有明确的限制。这使得越来越多的大 V、企业和媒体开始采用数字人来创作短视频内容，一些作品的逼真程度已经达到了让人难以分辨真伪的水平。

为了评估数字人平台在数字人短视频制作领域的能力，我们精选了目前市场上比较知名的五个数字人平台，包括百度曦灵、硅基智能、风平智能、闪剪和拓元智慧，旨在分析哪家平台在数字人短视频制作方面具备更强的实力。

（1）百度曦灵数字人平台

百度曦灵是由百度推出的数字人平台，百度作为国内领先的 AI 公司，拥有强大的互联网基础和领先的技术实力。百度曦灵数字人平台旨在提供全面的数字人生产、内容创作和业务配置服务。尽管百度曦灵属于百度智能云产品体系，但其对外宣传相对较低调。这导致虽然人们知道百度已经涉足数字人领域，但却鲜有机会亲自体验其具体的数字人产品和应用。

百度曦灵对外宣传也相对较少，加之在百度智能云的产品体系中也并不算重点业务，因此在数字人短视频制作领域，百度曦灵在功能和用户体验方面存在一些改进的空间。

首先，其功能相对较为简单，仅能够输出未经过剪辑的绿幕数字人口播视频，且只支持音频文件来驱动数字人。这意味着用户可能需要额外的剪辑软件来完成最终的短视频制作，百度曦灵并不提供全面的解决方案。其次，由于百度数字人采用 AI 合成非原生的口型牙齿，因此数字人的口型和动作可能会显得不太自然，观感效果略显不足。

（2）硅基智能

硅基智能早已赫赫有名，其客户群主要包括代理商、电商以及本地生活领域的客户。因此，硅基智能的产品定位较为明确，侧重于满足电商和本地生活领域客户的需求。该公司的产品中，"硅语"是一款独立产品，需要额外购买。除了会员费用，还包含一些公共数字人，需支付额外费用。在数字人的表现方面，"硅语"公共数字人的质量似乎更高，主要体现在付费数字人的拍摄和制作效果更出色，而且 AI 声音库也更加丰富。

从功能角度来看，"硅语"提供了丰富多样的模板，支持文本和录音文件驱动，也可以从互联网上的短视频中提取文案。然而，遗憾的是它不具备 AI 文案生成功能。此外，该平台在视频编辑页面上没有前景贴图功能，尽管模板中有这个效果，这一点可能让人感到困惑。

另外，"硅语"还引入了一些趣味功能，如照片说话和数字名片等，这些功能可以视作锦上添花的趣味特性。

总的来说，硅基智能的产品"硅语"整体表现不俗，使用体验流畅，但在功能上还有改进的空间，尤其是 AI 文案生成功能方面尚有不足。

（3）风平智能

风平智能的"风平 IP 智造"短视频功能整体上具备较高水准。短视频功能提供了多个视频模板，方便用户直接应用。编辑窗口支持多场景创建，这一设计的优势在于，不同场景可以呈现不同的画面内容，例如标题封面、数字人口播内容和全屏素材展示等，具备较高的灵活性。

在素材支持方面，"风平 IP 智造"表现出色，支持字幕，能够随意插入图片或视频素材，并且具备灵活的图层调整功能。值得一提的是，它是支持透明贴图的。此外，风平智能还提供了 AI 文案生成功能，其 AI 写作能力可以与 ChatGPT 相媲美。生成文案后，用户可利用一键成片的功能将文案按照模板样式迅速生成短视频，有效提高制作效率。

综合而言，风平 IP 智造的短视频功能全面且易于使用，是一款出色的数字人短视频生成工具。若即将上线的"1 号 AI"能够如宣传所述，将会开创数字人短视频生成领域的新纪元。

（4）闪剪

闪剪与硅基智能类似，提供了独立的短视频工具，包括网页版和 App 版本。然而，在实际使用过程中，个人认为闪剪相对于"硅语"更加便于使用，而且价格也更为亲民。

在此次测试中，我们主要以闪剪的 App 版本为例。除了提供了图文快剪功能，它还包括了 AI 文案、智能成片以及照片数字人等功能。闪剪提供了多种视频模板，尽管一些模板在设计方面有待改进，但它们允许更换不同的背景图片。在视频编辑页面中，用户可以进行多方面的设置和调整，包括更改背景、添加前景贴图素材以及使用字幕功能。然而，遗憾的是，闪剪的 App 版本不支持透明图片的贴图，这对前景图片效果造成了一定限制，而网页版则提供了该功能。总体而言，操作性是闪剪有改进空间的一点，它有潜力提高用户体验。闪剪的智能成片功能表现尚可，它能够根据话题和预设要求生成短视频文案，然后生成相应的短视频内容，与 PC 端的"风平 IP 智造"水平相似。

（5）拓元智慧

拥有超过 500 项原创技术，涵盖人工智能主要技术领域，包括计算机视觉、自然语言处理、语音识别和合成、人机对话、多模态大模型等。旗下元分身数字人平台，基于全栈 AI 能力自研的 AIGC 及互动平台，打造具备真人形象、强交互能力的数字分身，提供一系列成熟的商业应用和服务，包括复刻真人声音和形象的数字分身定制服务、合成真人口播类视频的内容创作系统、数字人直播系统、数字专家 / 客服交互系统等。目前，项目打造的数字人产品已被广泛应用在大健康、金融、法律、电子商务、教育等行业。

综合评价，除了百度曦灵的短视频功能体验还需提升之外，另外四家整体都达到了很不错的水平。四者比较的话，相对来说硅基智能的"硅语"中规中矩，闪剪的视频编辑、剪辑功能丰富，易用性好。而风平智能的"风平IP智造"在保证数字人短视频的功能与效果的同时，比较突出 AI 能力。闪剪的数字人短视频效果较好，具备丰富的功能且易于使用，拓元智慧的元分身价格相对亲民。

3. AI 数字人与审美力结合打造爆款

你是否曾经注意到，那些在短视频平台上火爆一时的作品，都有什么特点？当然不得不承认，好的文案很容易引起共鸣。除了精彩的内容之外，还有让人眼前一亮的画面。就算你的短视频文案内容再好，光是一个人在镜头中讲，也会枯燥无味。

我们还需要有好的审美力来呈现这些文案。画面的美观程度直接影响观众的观看体验，只有当画面足够吸引人时，观众才会愿意停留下来，进一步了解你的视频内容。

我们要知道，文案和审美力并不是孤立的，而是需要相互配合才能创作出优秀的短视频。在创作过程中，我们应该先确定文案的主题和情感基调，然后再根据这个基调来设计画面。比如，如果你的文案是关于爱情的，那么你的画面就应该充满温馨和浪漫的气息；如果你的文案是关于励志的，那么你的画面就应该展现出坚忍和坚毅的精神。只有这样，我们才能创作出既有深度又有美感的短视频。

通过将高拟真数字人的创建、驱动和内容生成环境全部打通，简化和降低数字人技术的应用门槛，让各领域专家及从业者都能够轻松创建出一个源于本人外貌、声音、表情、动作的高质量 AI 数字人分身代替自己出镜，实现视频内容的快速稳定更新。

在传统的视频生产模式中，创作者宝贵的精力和时间，被烦琐的制作流程消耗殆尽，如何让创作者将时间、精力聚集在内容本身，实现更高效的内容创作，才是我们要做的！

4. 利用 AI 数字人高效生成课件和录课

传统的教学视频需要聘请老师生成各学科众多视频，经过前期课件制作、老师备课、现场协同拍摄、后期剪辑等复杂的流程，整个过程需投入较多的时间、人力成本来制作。此外，还要应对教师时间精力有限、面对镜头不自然等问题。

而利用 AI 虚拟数字人则能有效缩短教学视频的生成制作周期。利用虚拟数字人技术可轻松复刻教师的形象、声音、表情、动作或者打造一个学生更感兴趣的虚拟形象，通过录制视频课程、直播辅导教学，扩大教师的教学覆盖范围。

同时，配合不同的教学内容，可随时调整教师的形象，更换不同的背景内容，帮助老师实现多元化教学场景设计，为学生营造全新的学习体验。不难看出，AI数字人的出现，使教育行业进入了全新发展阶段。AI数字人有效地满足了教培机构对大量课程的需求；同时，节省出来的时间，教师可以用来打磨课程质量，进行有针对性的辅导教学，以提升教学效果。

数字人技术提供厂商纷纷推出的低门槛、高品质的"AI数字人系统"，可以为企业提供从模型训练、声音到形象克隆的"一站式"数字人短视频及直播解决方案。

在视频内容制作方面，借助"AI数字人系统"，企业只需要上传一段10分钟的真人口播视频，基于深度学习算法即可快速复刻外形、声音和表情与真人无限接近的数字人分身，通过1比1还原真人形象，数字人分身的动作、神态、声音，无限逼近真人。

生成数字人分身形象后，只需要在后台输入文本或录音，即可自动生成数字人口播视频，并可以快速批量复制，大大节省了真人出镜的成本，同时提高了视频制作的效率。

借助AI数字人系统这些核心技术优势，教师能够轻松创建出一个源于本人外貌、声音、表情、动作的高质量AI数字人分身代替自己出镜，跳过了真人出镜、拍摄、剪辑等繁杂的中间环节。使用AI数字老师后，原本需要一个团队协同逐个产出的教学视频内容，现在只需1个运营人员上传课件内容，在后台简单操作即可规模化生产内容，大幅提升了教学视频内容制作的效率，实现内容的快速稳定更新。

对于金牌讲师而言，利用数字人技术可以更加便捷、高效地制作课件和录课，提升自己的教学水平和效果。虽然市场上已经有了自动生成软件，但我们还是应该系统性地了解利用数字人技术制作课件和录课的具体底层逻辑。

（1）了解数字人技术

在利用数字人技术制作课件和录课之前，讲师需要了解数字人技术的相关知识，包括数字人建模、动作捕捉、面部捕捉等技术。这些技术可以用于创建数字人形象、生成自然语言、实现人机交互等。通过学习这些技术，金牌讲师可以更好地将这些技术应用到自己的课件制作和录课中，提升制作效率和效果。

（2）确定数字人形象和特征

讲师需要根据自己的课程内容和教学风格，确定数字人的形象和特征。数字人的形象和特征需要与讲师的教学风格和课程内容相符，同时需要与课件和录课的主题和内容相匹配。例如，如果讲师是一位英语教师，那么数字人的形象可以是一位外国友人，特征可以包括流利的英语和友好的性格。

（3）构建数字人模型

讲师需要与专业的数字人建模团队合作，根据数字人形象和特征构建数字人模型。数字人模型可以包括3D模型、骨骼动画、纹理映射等技术，以达到逼真的效果。同时，讲师还需要考虑数字人的动作、声音、表情等方面的实现，使数字人更加自然、生动。

（4）实现人机交互

讲师可以利用人工智能和自然语言处理等技术，实现数字人与学生之间的人机交互，这可以通过聊天机器人、语音识别等技术实现。聊天机器人可以基于自然语言处理和机器学习等技术，自动回复学生的问题和留言，提高学生的学习体验和参与度。同时，讲师还可以利用语音识别技术，实现数字人与学生之间的语音互动。

（5）制作课件和录课内容

讲师需要制作与数字人形象和特征相符的课件和录课内容。在制作过程中，讲师可以利用数字人技术来增强课程的趣味性和互动性。例如，通过数字人技术，讲师可以实现虚拟场景的呈现，使课程内容更加生动有趣。此外，讲师还可以通过数字人技术来制作一些实验、模拟等难以实际操作的课程内容，使学生更加深入地理解和掌握知识。

（6）管理和优化

完成课件和录课内容的制作后，讲师需要进行管理和优化。例如，及时回复学生的留言和反馈、统计分析课程的点击量和评价等。通过分析和改进，讲师可以不断优化自己的课件和录课内容，提高教学质量和效果。

总之，在数字化快速发展的时代，讲师可以利用数字人技术制作课件和录课。通过了解数字人技术、构建数字人模型、实现人机交互、制作课件和录课内容、管理课件和录课制作等方法，讲师可以更加便捷、高效地制作课件和录课，提高自己的教学水平和效果。同时，需要注意数字人技术的成本和效率等因素，选择合适的数字人技术和设备进行制作。

第四节　利用 AI 数字人开启"智播"新模式

数字人直播依托人工智能技术，为直播带货注入了全新的活力，它与传统的真人主播不同，不再受时间、空间和人力的限制，实现了高效的 24 小时无人直播。相比传统直播，数字人直播不需要薪资、休息和拍摄场地等资源，大大减少了商家的人力和物力投入。

1. AI 数字人主播的优势

以前，视频和直播创作往往需要大量的人力和时间投入，选角、化妆、拍摄、后期制作等各个环节都需要耗费大量资源。另外，对于一些头部电商主播、明星电商主播等具有稀缺性的主播资源，其产能的"瓶颈"主要来自真人的直播时长有限，还来自主播的人设崩塌的风险。

近两年，AI 人工智能技术得到了快速发展，AI 数字人开始大面积进入我们的生活，我们经常可以在各大直播间刷到 AI 数字人虚拟主播。这些主播从表面上来看，跟真人一模一样，一样的容貌、一样的身形、一样的声音，很难让人分辨真假，或许正因如此，这种 AI 数字人虚拟主播才如此受欢迎。

那么这种跟真人如此神似的 AI 数字人主播，未来真的能替代传统主播吗？它们跟传统主播相比，究竟有哪些优势呢？

（1）成本低

请一个主播，尤其是稍有名气的主播，费用其实是不便宜的，而且会按实际的销量进行相应的抽成。而除了这个主播的费用，往往还需要一个专门的主播团队，对于公司来说，养这样一个专用于直播的团队，一个月的费用至少万元起步，而数字人主播就将这些成本降了下来。

用数字人主播，成本就只是制作一个数字人主播的成本，几乎没有其他额外的费用。将数字人一次性买断，后期即使天天直播，也不会再产生费用，更不会有产品的销售分成。根据经济学的边际效益，或许到最后，分摊下来的成本真的可以低到忽略不计。

（2）直播时间长

真人主播的直播时间一般在一个小时到三个小时，时间太长，人容易疲劳，效果也会递减，如果换人进行轮番直播，成本又提升了。而数字人直播在这方面就占了绝对的优势，用数字人直播，可以直接打造 7×24 小时不间断直播间，让每天的直播时间全部拉满。

（3）互动性强

在一个人气爆满的直播间，一个观众进去，主播并不会留意到他，即使他在公屏上进行询问，信息也很有可能快速被淹没。因此，在这样的直播间，一般除了直接下单，很少有被重视的感觉。

而数字人主播则会给观众很好的体验感，笔者曾亲自在灰豚数字人生成的直播间测试过，每个观众进去，数字人主播都会叫出你的网名，与你打招呼，如果你有点赞或送礼物等行为，主播也是点名对你表示感谢，真的让人存在感爆满。

当然，除了以上几点主要优势外，AI 数字人虚拟主播随着时间的推移以及技术方面的逐步提升，它的优势将会越来越突出。

而未来，传统的主播是否会彻底被 AI 数字人主播取代，还是未知数，只是想要彻底取代在短期内还难以实现，但 AI 数字人虚拟主播将慢慢进入直播圈，成为圈里一颗受众多中小型商家追捧的"明珠"，这已经是不争的事实。

2. AI 数字人直播的驱动方式

AI 数字人直播，是一种利用虚拟数字人技术进行直播的方式。数字人是一种利用 3D 高精模拟真人技术生成的虚拟形象，可以通过语音或手势控制进行智能驱动。数字人直播利用数字化技术将人类的形象转换成数字化虚拟形态，进行直播表演或互动交流。数字人直播技术的核心是使用计算机生成的三维数字模型来模拟人类外貌和动作，并通过深度学习、计算机视觉和自然语言处理等技术实现语音和肢体动作的实时控制。

从技术层面来说，可以实现 AI 模拟特定声音直播，也就是你输入一段字，AI 帮你读出来，实时翻译、发音，并且声音中带有接近真人的音调和情感。要知道，声音克隆比脸部克隆要难得多，更关键的是，这项技术的民用成本已经低于一个真人主播的月工资水平。从另一个角度来说，谁掌握了直播间的数字人直播带货应用技术，谁就是 AI 技术应用在未来两三年内的最大获益者。

大家要知道，AI 领域向来是赢家通吃，就像 ChatGPT 几乎吃掉了所有 AI 大模型的关注和红利，而 Midjourney 这家 AI 绘图公司更是以不到 15 人的团队，实现了单月数亿美元的营收。还要特别提到的一点是，各大平台对于数字人直播所持的态度有很大不同。比如，淘宝其实早就拥有数字人直播了，但是限于技术水平和数字人主播的表现力等诸多问题，一直没有大规模的推广。其实从淘宝电商直播间的实际展现效果来说，目前数字人主播已经可以完全满足淘宝商家的直播需要。但是未来一两年内，江浙沪地区的淘宝中小直播服务商会被 AI 大规模洗牌，主要原因还是基于 AI 数字人直播的驱动方式。

第一种方式是文本驱动，这是最简单的一种驱动方式。现在很多行业，大家的设想是非常好的，想着用 ChatGPT 生成直播脚本和直播话术，现在确实也可以做到，但是相对来说质量差一点，需要人工再去修改。修改完以后，把它的文本直接复制粘贴到数字人的后台，它就可以根据这些话来匹配语音自己朗读出来。

第二种方式是音频驱动，就是上文所说的，在一场直播中，真人直播两个小时，然后在旁边把直播全程录下来，真人主播下播以后，还可以用他的录音配上虚拟主播再去播两个小时。这个是现在应用比较广的，其实音频直播除去互动性较差这个缺点，真实性还是非常好的。大家也可以再匹配一些回复助手，现在市面上也有这样的软件，让小助理在公屏上打字回复，一个助理同时盯 3 个直播间，在公屏上打字回复，做到点对点服务。

第三种驱动方式是真人实时驱动，也可以解决不露脸的问题。有些人不愿意上镜，也不是能力不行，就是不想露脸。现在有了数字人，他就可以在旁边拿个麦去说话，这个就是真人实时驱动，他直接说话就可以了，不用露脸。

3. AI 数字人直播带货商业打法

（1）"实拍产品 +AI 数字人"

数字人直播背景的玩法是将实拍产品和数字人结合起来，这样做可以将产品展示和销售做到最大化，同时可以吸引更多的观众。具体来说，实拍产品和数字人结合可以采用以下方式。

①在数字人直播背景中加入实物产品。在直播前，可以提前拍摄要直播的产品，将拍摄的视频进行剪辑，展示实物产品的外观、功能等方面的特性，来吸引观众的注意力，与观众进行互动以及介绍产品的优点和使用方法。

②在数字人直播背景中展示虚拟产品。除了实物产品，虚拟主播也可以在数字人直播背景中展示虚拟产品，比如 3D 模型等，通过高清、立体的展示，让观众可以 360 度旋转查看产品的外观、功能等，同时可以让观众更好地理解产品的使用方法和优势。

③数字化展示实拍产品。数字人主播可以将实拍的产品进行数字化加工，比如通过全息影像技术，将实物产品变为三维立体图像，并在数字人直播背

景中展示，让观众可以近距离地观赏和了解产品。

④数字人直播间背景可以用走播的方式来拍摄，增加直播间的趣味性和可看性，这样将更好地吸引观众以及满足他们的需求和期望。走播的拍摄方式，可以更加灵活地切换角度，使画面更加丰富多变，增强现场感和趣味性。可以集中展现宣传的重点，使内容更加突出，更容易让观众了解和关注。走播的拍摄方式，在互动环节中也很实用，因为摄像机可以随时调整角度，让观众可以清晰地看到目标物，并且可以追踪活动范围，增强互动效果。

总的来说，将实拍产品和数字人结合起来，可以让直播间更加丰富多彩，吸引更多观众参与到直播中来，实现良好的互动效果和商业价值。

（2）"真人主播+AI数字人"

数字人直播背景的玩法之一是在真人主播的直播间背景中添加数字人来讲解产品。这种方式可以实现数字人直播背景和主播之间的良好协作，使观众在直播时更容易理解和接受产品信息。

①相互协作、共同展示产品。在直播中，真人主播可以站在背景中展示产品，而数字人可以通过真人实时驱动根据话术来描述产品的特点，或者进行更加形象化的展示，以增强信息传达效果。

②视觉效果更加突出。在背景中增加真人主播，可以使产品展示过程更加真实，尤其是使用类产品，如护肤品，可以让真人主播演示护肤等一系列步骤，数字人在一旁讲解产品，这样能够更好地展示产品的视觉效果。

③产品讲解更加精准。我们在用数字人之前，一定是有一套完整的话术体系来描述产品的。可以通过实时驱动将提前写好的话术让数字人在直播间输出，进行更加专业且有针对性的产品讲解。

④特点和功能描述。当主播展示产品时，数字人可以随时根据话术来描

述产品的特点和功能，让观众更全面、具体地了解产品。

在数字人的帮助下，真人主播可以增强产品的展示效果，同时数字人也可以通过语音等形式提高产品的吸引力和影响力，最终实现更好的营销效果。真人主播和数字人相结合可以充分发挥真人主播和数字人各自的优势，以最佳的方式为产品营销和传播带来更大价值。

4. 打造 AI 数字人 24 小时直播讲堂

健康管理师的责任首先就是传播健康理念，引领健康行为，将健康教育进行到底。因此，健康管理师首先是一名合格的金牌健康讲师，在线直播是现代健康教育的一种很好的手段和方式，数字人是健康管理师开展健康教育的得力助手。

数字人 24 小时直播讲课是一种新型的教育方式，它可以为用户提供更加真实、生动的体验。通过虚拟现实技术和人工智能技术，数字人可以模拟各种场景和情境，让用户拥有身临其境的感觉。这种技术还可以广泛应用于电子竞技、娱乐、教育等领域。数字人是一种基于人工智能技术的虚拟形象，可以实现语音交互、图像识别和自然语言处理等多种功能。它可以为学生提供更加灵活和个性化的学习体验。此外，数字人还可以根据学生的学习进度和兴趣爱好来制定课程内容，使得学习更加高效和有趣。

讲师可以利用数字人 24 小时直播平台，通过在线视频直播的方式向学生传授知识和技能。以下是一些讲师利用数字人 24 小时直播平台的场景。

（1）在线课程。讲师可以在数字人 24 小时直播平台上创建一个专门的课程，并使用该平台进行直播。这将允许学生随时随地访问课程内容，并与讲师进行实时互动。

（2）互动性教学。数字人 24 小时直播平台提供了许多工具和功能，可以帮助讲师创建更加有互动性和有趣的教学体验。例如，讲师可以使用语音识别技术与学生进行实时交流，或者使用虚拟现实技术增强学生的体验。

（3）自定义设置。数字人 24 小时直播平台提供了许多自定义设置选项，包括视频质量、音频质量、字幕等。讲师可以根据自己的需要对这些设置进行调整，以确保最佳的教学效果。

（4）分享资源。数字人 24 小时直播平台还允许讲师分享自己的资源，例如 PPT、视频等，这将帮助学生更好地理解和掌握所学内容。

总之，数字人 24 小时直播平台为讲师提供了一个强大的工具，可以帮助他们更好地与学生进行互动和交流。利用这些工具和功能，讲师可以创造出更加生动、有趣、富有互动性的教学。数字人直播和培训发展都是当前数字化时代中非常重要的领域。随着科技的不断进步，我们相信这些领域将会有更加广阔的发展空间。

5. 职业定位：打造 O2O 全能型"网红"健康讲师

健康讲师首先要确定自己的目标，目标来自明确的定位，就是将"培训"进行一个定位。有两种方式：一种是将培训定位为一种职业；另一种是将培训定位为一种网红。

（1）将培训定位为一种职业

将健康讲师作为自己的一种身份。这种身份可以是专职的，也可以是兼职的。

①专职讲师

这是指机构内部的专职讲师，其岗位就是"培训讲师"，所做的工作就是培训。

②兼职的讲师

在我们的讲师特训营，绝大部分都属于这种情况，一般兼职的讲师多是医疗机构的医生，也有很多健康管理师，还有一些高校的教授。

（2）打造网络红人或带货达人

当下，短视频时代不是已经来了，而是正处于巅峰时期。根据相关数据，目前短视频用户超过9亿，每天的活跃用户高达2亿。

①短视频网红

有流量就有钱赚，很多人在短视频行业赚到了不错的收入，甚至已经实现了创业，更有吸引力的是，短视频平台对入驻者要求低，普通人也可以通过它来赚钱，也同样有成为网红，甚至一夜成名获得巨额收入的机会。

比如学员张大春，刚进入特训营就以出色的演讲当选班长，他有多年大健康产业从业经历，也有丰富的舞台演讲经验。他所创立的大春之道，主营产品就是健康知识，现在风靡全网。按照他所说，如果不是借助短视频矩阵，踩上流量风口，怎么可能那么快涨粉上千万。

目前，短视频平台多以广告收入为主要收入来源，但内容的优质性需要质量付费。在短视频内容经过一定的发展后，内容付费将逐渐成为一种重要的趋势。很多金牌讲师就踩在短视频红利风口，快速成为网络红人，粉丝裂变超百万甚至上千万。

②直播带货达人

随着5G时代的到来，未来直播将延伸至其他各种细分领域，尤其"直播＋电商"将大放异彩。未来，"直播＋垂直领域"将迎来契机，例如"直播＋电商""直播＋教育""直播＋音乐""直播＋电竞""直播＋公益"等。主播专业的态度和具有亲和力、具有特色化的讲解会增强用户的黏性，使他们养成消费习惯。

比如，新东方在线旗下东方甄选的董宇辉直播近期可谓爆火，在社交媒体上引发广泛传播和讨论，还带动新东方在线股价连连上涨。2023 年 3 月 9 日，新东方在线发布公告：将"新东方在线"变更为"东方甄选"。东方甄选的主播有不少，其中比较出名的有董宇辉、YOYO、顿顿、七七以及石明 5 位，他们被众多网友戏称为"中关村五大天团"。不少人觉得去他们直播间买东西是假，听他们上课才是真。

直播带货是当下的风口，于是不少明星也纷纷加入带货行业，朱梓骁、舒畅、戚薇、辰亦儒，凭借明星效应，也进一步促进了直播行业的发展。就目前来看，电商直播的现状还是非常不错的，加上数字分身技术的赋能，可以解放真人，实现 24 小时数字人直播。因此，金牌健康讲师采用"短视频 + 直播电商"，线上公域流量转私域，私域再转线下，线下则变现的路径，是一条不错的选择之路。

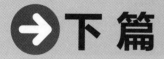

→下篇

产业重构：大健康所有行业都可以重做一遍

在这个充满变革与机遇的时代，狄更斯的名言在我们耳边回荡，AI技术的崛起正如同潘多拉盒的开启，为全产业带来巨大的冲击。智能化席卷而来，摧枯拉朽，颠覆了无数的传统行业。对于大健康产业来说，这是一条未知的道路，充满了挑战与机遇。在这个转折点上，我们不禁要问：传统的大健康产业路在何方？对于有志于投身这个产业的人，又该如何面对这场技术变革？AI技术变革下，行业重构，新的赛道正在开启，产业人的路在远方，也在我们的脚下。在此背景下，我们将探讨大健康产业的未来发展趋势、政策支持、技术创新等方面的内容，以期为产业的发展提供一些启示和思考。

第六章 人工智能+医疗健康专业技术：智能化医疗新场景

第一节 人工智能与精准医疗

随着科技的快速发展，人工智能和精准医疗（Precision Medicine）已经成为当今社会的热门话题。随着数据量和硬件方面的进步，特别是在深度学习方法被提出以后，克服了计算成本和计算能力的"瓶颈"，人工智能进入了高速发展时期。在医疗行业，人工智能已经体现出它独特的价值，尤其是在医学图像的识别领域。首先，我们了解一些精准医疗方面的知识。

1. 精准医疗的三个维度

精准医疗的实质，是以个人基因组信息为基础，结合个体的其他内环境信息和临床信息等，为患者或特定人群制定有针对性的个性化治疗方案，以期达到疗效最大化和不良反应最小化。精准医疗是在基因组测序技术快速进步以及生物信息与大数据科学交叉应用的时代大背景下，在原有的个体化医疗理念基础上发展起来的一种新型的医学概念与医疗模式，精准医疗的目的是根据个体的基因特征、环境特征及生活方式等信息，进行个性化的疾病干预、治疗及健康管理。

从跨学科的特点来说，精准医疗的发展和践行需要结合三个主要维度（见图6-1）。

（1）生命科学，尤其是新兴的细胞和分子生物学技术，包括基因组学、蛋白组学、代谢组学、表观遗传学、基因编辑、免疫治疗、干细胞治疗等。

（2）计算技术，包括信息学技术、大数据分析、人工智能技术、云计算、高性能计算、物联网和区块链技术等。

（3）临床医学，包括已经被证明有着巨大价值的循证医学、队列研究和正在临床上大力推广的多学科诊疗模式。

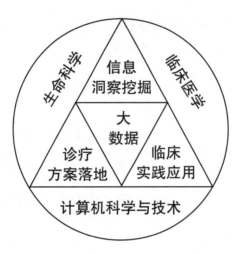

图 6-1　精准医疗的三个主要维度

实现精准医疗，一方面需要从多维度、海量的生物医学大数据里挖掘出有价值的信息和洞察，用于指导前沿的科学研究以发现新的生物标记物，开发新的诊断方法和新的治疗方案；另一方面又需要让这些诊断方法和诊疗方案在临床实践中落地和走向应用，为患者的健康管理、临床干预和疾病治疗带来实实在在的临床价值。可以说，精准医疗是一个真正跨越多个领域的新兴交叉学科，而贯穿其中的是前所未有的、大量的生物医学数据、信息和洞察。这些数据连接着三个维度，推动着精准医疗领域的研究、发现、验证和应用。

2. 精准医疗的业务场景

数据系统是为业务场景服务的。在讨论精准医疗背后的数据与信息技术之前，我们认为有必要先给大家描述一个典型的精准医疗场景。

（1）就诊

一个患者进入医院就诊，临床医生会询问患者的主诉，记录患者的基础信息和病情信息，并基于临床检查给出临床判断。但是，对于某些类型的疾病（遗传疾病、罕见疾病、肿瘤、不明原因感染等），当常规临床检查无法提供足够强的临床证据时，医生就会跟患者以及家属沟通，进行初步遗传咨询，共同讨论是否使用以基因检测为代表的精准医疗诊断技术，以便进行后续的诊疗工作。

（2）基因检测

患者和家属确认后，医生会选择受检者（可能包括其他家庭成员），受检者知情同意后生成检测单，然后将采集的受检样本送到临床分子诊断实验室，在实验室内完成样本的检测工作。当然，有些医院选择与独立医学检验实验室合作，可将样本外送完成检测环节。

（3）生物信息分析

得到组学检测的结果数据，尤其是后续需要大量计算的高通量基因测序数据后，生物信息工程师基于高性能计算平台完成数据的生物信息分析工作，产生包含基因变异信息的检测结果。

（4）临床解读

检测实验室会将检测结果提交给相应的精准医疗专家，专家结合当前受检者临床表现型信息、家系情况、基因检测结果，参考已有的公开病例和数据库，完成检测结果解读，出具包含临床建议的基因检测报告，并交给临床医生，辅助医生完成后续的诊疗和遗传咨询工作。

（5）临床诊疗

临床医生拿到检测报告后，向患者和家属解释报告内容，给出诊断结果，共同讨论并确定后续的诊疗方案。在精准医疗领域比较特别的情况是，目前大多数病例是重症和疑难病例，因此需要对患者进行长期随访观察和病历信息更新。同时，由于检测技术和解读知识也在不断更新，当下尚不能得出明确临床结论的样本数据，可能在一段时间后经重新分析会产生更多的有意义信息，所以需要对病历数据进行妥善管理。

3. 人工智能在精准医疗中的应用

人工智能最重要的基础是有大规模高质量的数据。精准医疗的大数据资源可以在人工智能技术下发挥极大的价值，而人工智能反过来也在深刻地改变精准医疗技术模式。

（1）预测疾病风险。通过大数据和机器学习技术，人工智能可以分析患者的基因、生活习惯和环境因素，预测其患某种疾病的风险。例如，对于遗传性疾病，AI可以通过分析患者的基因序列，预测其可能患病的风险。

（2）个性化治疗。基于患者的特定基因、蛋白质和其他生物标志物，AI可以为患者提供个性化的治疗方案，以提高治疗效果并减少副作用。

（3）药物研发。AI的强大计算能力和大数据分析能力使新药的研发周期大大缩短，即提高药物研发的效率，降低成本。

（4）智能诊断。通过图像识别和分析技术，AI可以辅助医生进行疾病的诊断，提高诊断的准确性和效率。

4. 人工智能在精准医疗中的核心价值

目前，人工智能技术以其效率和灵敏度在各个行业方兴未艾，而其是否会在不久的将来取代医生也引起诸多讨论。实际上，人工智能只是人类面对大规模信息时的辅助处理工具。在精准医疗场景中，人工智能的核心价值在于它能帮助医生或医疗机构处理大规模纷繁复杂的基因型和表现型的交叉信息，人工智能辅助诊断系统会通过分析患者数据来识别病症，再根据大量习得的医疗知识及经验进行病情分析，提出诊断意见和疾病转归预测预警评估，为临床诊断提供决策支持。以下是其中值得关注的 3 个方面。

（1）临床信息录入助手。采用语音、图像、视频等更简单的录入手段，减少医生信息录入和整理的工作量。

（2）辅助临床诊断。基于对大量病例样本的学习，人工智能可以增加医生对数据的敏感程度，帮助医生更快地找到细微的诊断依据。

（3）新的治疗方案研发。从积累的精准医疗大数据中，围绕药物基因组学发现规律，找到更合适的治疗方案，加速药物筛选研发。

第二节　医学图像识别，AI 辅助医生诊断

人工智能应用于医学影像，主要是通过深度学习，实现机器对医学影像的分析判断，是协助医生完成诊断、治疗工作的一种辅助工具，帮助医生更快地获取影像信息，进行定性定量分析，提高医生看图读图的效率，协助医生发现隐藏病灶。人工智能通过影像分类、目标检测、图像分割、图像检索等方式，完成病灶识别与标注、三维重建、靶区自动勾画与自适应放疗等工作内容，应用在疾病的筛查、诊断和治疗阶段。

1. AI 在医学影像中的应用背景

当前，医学影像辅助诊断被认为是人工智能最重要的潜在创新应用之一，主要原因在于以下两个方面。

（1）医学影像医生缺口大

以我国为例，医学影像数据年增长率约为 30%，而放射科医生数量年增长率仅为 4%，影像科医生数量增长远不及影像数据增长，且医生从业需要较长时间的培训和学习，这意味着影像科医生在未来处理影像数据的压力会越来越大，难以承担巨大的负荷。同时，随着分级诊疗政策的推进和基层医疗需求的释放，医学影像数据增长会更快，随之带来的放疗科 / 病理科医生紧缺的问题将更加严峻。

（2）医学影像诊断误诊率高

医学影像数据基本全部需要专业人员人工分析，而人工分析的缺点也显而易见：一是大量的脑力劳动和长时间的工作，容易使人视觉疲劳及人为产生视觉误差；二是海量影像信息容易漏诊；三是全凭医生经验去鉴定，缺乏量化的标准，误诊率高，极容易出现不同医生判读结果不一致的情况。

2. AI 在医学影像中的应用价值

人工智能技术的发展加快了医学影像诊断速度，提高了影像诊断的精准度，并给影像科医生的"阅片"方式带来了改变，其主要表现在如下几个方面。

（1）"阅片"方式改变

人工智能应用直接实现机器自动对片子进行初筛、判断、病灶勾选等，医生只需要负责最后判断即可。

（2）阅片速度改变

人工智能自动快速初筛，并勾选病灶，医生只负责关键部位的复判，为医生节省大量烦琐的初筛过程，时间大为缩短，效率提高。

（3）精准度改变

人工智能具备稳定性和全面性双重特点，不受工作时间长短影响，且能够做到片子全域完整观察无遗漏，快速稳定地完成初筛、判断，最后由专业医生对关键部位进行复判。因此，阅片的精准度得到双重保障。

3. AI 在医学影像中的应用场景

医学影像辅助诊断应用主要指通过计算机视觉技术对医疗影像进行快速读片和智能诊断。人工智能在医学影像中的应用主要分为两部分：一是感知数据，即通过图像识别技术对医学影像进行分析，获取有效信息，即数据学习；二是训练环节，通过深度学习海量的影像数据和临床诊断数据，不断对模型进行训练，促使其掌握诊断能力。医学影像诊断系统构建的核心技术包括模型设计、模型构建、算法选择、服务建立四个环节。目前人工智能在医学影像领域的应用方向主要有两类，即图像病例分类、目标或病灶检测分割。另外，在早期癌症筛查、靶向治疗方面也有应用。

（1）图像病例分类

病例分类主要是对一套典型多张图片进行分析，从而得出相应病例的分类结果。在这一类问题中，通常存在着相应任务的病例图像数据量较少的问题，这也导致处理该类问题时通常会采用计算机视觉中的迁移学习算法。迁移学习算法大多会使用经过自然图像预训练好的网络模型，通常有把预训练模型作为特征提取器和在预训练模型中对医学图像数据进行微调两种用法，这两种用法都非常有效并且得到了广泛的应用。

（2）目标或病灶检测分割

目标或病灶分类与上述的图像病例分类不同，其更加注重图像的某一部分或细小的组织、病变等局部区域的分类，例如常见的结节检测与分类。对于很多任务来说，局部病变区域与全局的概念信息对这类分类结果起着非常重要的作用。很多学者采用了新型的多信息融合架构进行网络拓扑以及不同尺度的信息结合，有针对性地对医疗图像做模型输入以及运算调整。

（3）早期癌症筛查

肺癌是我国发病率和死亡率最高的恶性肿瘤，早期诊断和早期治疗能让患者的五年生存率提高到80%以上。使用图像分割算法对肺部扫描序列进行处理，生成肺部区域图，然后根据肺部区域图生成肺部区域图像，加上结节标注信息生成结节区域图像，训练基于卷积神经网络的肺结节分割器，对图像做肺结节分割，得到疑似肺结节区域。找到疑似肺结节后，使用3D卷积神经网络对肺结节进行分类，得到真正肺结节的位置和置信度。此外，钼靶检查是乳腺癌早期筛查最有效的手段之一。目前，人工智能对钼靶图像进行乳腺钙化检测、肿块检测和良恶性鉴别等功能提供辅助诊断工具。

（4）靶向治疗

放射治疗、手术、化疗是目前肿瘤治疗的三大主要手段。利用医学图像引导，靶区勾画与治疗方案设计具有一定的技术含量，受医生经验、情绪、耐心等因素的影响，不同医生勾画同一个病人的医学影像靶区会产生不同的勾画效果，从而导致治疗效果有限，勾画的精确度不理想。放疗医生凭借经验勾画每个患者的放疗靶区往往需要半个小时至几个小时，耗时耗力，这些劳动密集型的工作是人工智能的专长，利用人工智能做这些事情将节约肿瘤医生大量的时间。

第三节 临床决策支持系统，AI医生虚拟助手

在临床工作中，医生的决策贯穿于临床实践的全过程。然而，面对医学知识呈爆炸式增长和复杂多变的病情，对医生的临床决策能力提出了严峻的挑战。调查表明，因决策失误所致的用药错误或处置不当，是造成医疗差错甚至责任事故的重要原因。那么，如何才能更大程度地减少医生的各种决策失误呢？

随着人工智能技术的发展，传统临床决策支持系统也有了进一步优化的空间。基于临床病历文本数据的临床决策支持系统开始增加包括影像在内的各个元素，从而丰富诊断决策的数据链。目前看到的应用，包括综合采用病历、病史、CT影像进行肺癌的早期筛查、采用"超声影像＋病历"进行脂肪肝和相关肝部疾病的早期筛查，采用多模态的人工智能，为临床决策支持系统增加更多的数据实证。这将有助于临床决策支持系统在疾病诊疗方面进一步增强其决策支持能力。

1.临床决策支持系统的基本原理

临床决策支持系统是指将临床数据作为输入信息，将推论结果作为输出，有助于临床医生决策的软件系统。从临床决策支持系统的设计目标来看，其应用大量使用了客观现实的数据、医学指南和权威文献作为主要判断依据，以循证医疗为设计主旨，因此可以有效解决临床医生知识的局限性、减少人为错漏、提高药物使用效率，从而为提升医疗效率，降低医疗错误提供有益

的助力。

临床决策支持系统的基本原理为构建各种疾病的知识库，将各种病情的诊断标准、阈值判断、治疗处方、专家经验等输入计算机，借助计算机超强和精准的信息存储、提取功能及快速的计算能力，通过人工智能技术和计算机逻辑推理运算来模拟医生的诊断治疗思维，帮助医生作出快速诊断和治疗决策。

2. 临床决策支持系统的技术支持

从数据层面来看，任何临床决策支持系统都是基于数据和知识的。因此，如何采集数据、整合数据、利用数据形成知识库并运用到决策支持中，都是至关重要的。

（1）整合数据

临床决策支持系统的三个主要成分是医学知识、病人数据和针对具体病例的建议。病人数据通过临床决策支持系统的医学知识进行解释，从而为临床医生提供准确的决策支持。在医院中，临床决策支持所需的病人数据是通过电子病历系统完成数据采集的，再通过一个数据泵进行抽取和整理。为了使决策支持的结论更加准确，系统尽可能提供病人数据的完全整合，包括病人的基本信息、病历信息、病程信息、医嘱信息、检验信息、影像信息、护理信息，以及其他所需要的各类信息。

（2）医学知识库

临床决策支持系统内核的推理程序可以根据知识库的知识和经验生成建议以支持决策。由此可见，医学知识库是临床决策支持系统中的另一个重要元素。临床决策支持系统应建有完善、全面、快捷的医学知识库，该知识库应包含词库、术语字典、模型结构、知识仓库四个部分。知识库的模型结构是将这些术语相关的内容组成一种网状的结构方便存储和调用。知识仓库就是所有这些知识信息的容器，以功能强大的数据库为架构平台，以辅助智能的文字处理与检索系统。

（3）决策支持形成

决策支持的功能是将医学知识应用于病人数据的结果，进行分析归纳，最终针对具体病人提出相应的决策和建议。临床决策支持系统的决策支持引擎应具备速度快、操作方便、数据准确的特点。总结来看，决策支持对数据的要求有着几个重要特点和必备条件。

第一，用开放性神经网络知识结构跟踪全过程，使系统有能力随机建构过程性诊疗通道，辅助医生对病人做出准确、稳妥、及时的诊疗处理。系统的并行推导具有多视角会诊性质，辅助医生准确使用并减少对诊断设备的依赖。

第二，有强大的医学知识数据库支持，遵循以"医生为主导、病人为目标、临床为轴心、诊断为重点"的原则，用一目了然的清晰界面辅助医生准确、完整、迅速地把握并记录临床过程各部分的互动关系。

第三，模拟临床思维，提供临床全过程辅助决策。实际过程是用神经网络结构运作大量知识，通过"诊断依据""诊断疾病""检验方案""用药方案""处置方案""护理方案""保健方案"等，展开医疗知识。

第四，随病人病情的变化，生成多条临床决策通道，给医生决策提供参考，使临床诊疗具有多视角会诊的性质；同时帮助医生准确使用辅助诊断手段，减少对仪器设备的依赖；使临床全过程：诊断—治疗—用药等，都纳入智能辅助范畴之内，进行快速、准确、规范的临床诊疗。

3.临床决策支持系统的应用场景

该系统利用自然语言处理与机器学习算法，为医生提供智能分诊、鉴别诊断、慢病合理用药与疾病知识库查询等服务。从使用场景来看，临床决策支持系统拥有诊前决策、诊中决策和康诊后策三大场景。

（1）诊前决策阶段

可在智能分诊系统进行自检自查，通过一系列引导性问题，在就诊前得到病情的适当评估，明确就医的"轻、重、缓、急"，快速获得权威的处理建议。该系统能够与微信公众号、手机 App、医院自助挂号机等不同端口结合，方便患者选择使用。目前，该系统主要应用于家庭医生签约服务和医院智能分诊挂号等方面。

（2）诊中决策阶段

在医院授权的情况下，临床决策辅助系统与电子病历系统进行数据合作，将电子病历中的数据植入临床决策辅助系统中，使门诊医生受到标准化、专业化的规范。此外，系统还能自动挖掘症状和疾病之间的关系，如发烧和感冒之间的关系、发烧和肺炎之间的关系等，为连锁医院提供标准化诊疗路径，帮助医生提高业务能力和工作效率，提升医院品牌号召力。

（3）诊后决策阶段

临床决策辅助系统不仅有丰富的疾病详情内容，也涵盖全面的疾病治疗建议，包括处置建议、检查建议、用药建议及患者指导等。其中在合理用药方面，系统有严格的用药审核功能，提供药品说明、药物相互作用、禁忌证检查等，及时提醒医生，防止药物的错误搭配和抗生素滥用等情况发生。此外，临床决策辅助系统将慢病用药指南电子化、智能化，完整评估患者病情，自动生成治疗方案供医生参考，并推荐合并用药方案和禁忌用药方案。

对基层医疗机构来说，培养一名全科医生需要 5 年到 10 年的时间，如果这些医生能够合理利用临床决策支持系统，就能迅速提升他们的诊疗水平，加快培训进度，从而减少基层医疗的误诊、漏诊以及医患纠纷等问题。明我大健康 AI 大健康驱动的超级 AI 医生融合了人工智能科技和专业健康医疗，核心就是 AI of AI，用 AI 驾驭 AI。使得"人—大 AI（大模型）"的困难问题转变为相对简单的"人—小 AI—大 AI（大模型）"问题。AI 超级医生能够提供 24 小时全年无休的服务，提供"微信聊天人人会，立即快速不跑腿，省时省钱快答案，寻医问药不盲从"的超级功能。能价格低廉地为广大老百姓提供健康咨询、医院科室了解、健康管理、营养保健方案等服务，同时是医生的 AI 助手。

第四节　3D 打印技术在生物医药领域的应用

近年来，随着 3D 打印技术的成熟，以增材制造（3D 打印）为重要技术手段的新创意、新发明，如雨后春笋般开始被各行各业广泛应用。

1. 生物医药领域常见的 3D 打印技术及材料

3D 打印首先需要将设计完成的产品通过计算机以 3D 形式呈现，再采用特定的打印材料，逐层打印，直至产品成型。3D 打印根据凝合成型技术，分为光固化立体光刻、熔融沉积成型、选择性激光烧结、叠片实体制造和 3D 喷印等。

生物医药领域常见的 3D 打印技术，主要包括选择性激光烧结、激光光固化、熔融沉积成型、分层实体制造等技术。此外，3D 喷印技术、电子束熔化成型技术等在生物医药领域也有广泛应用。对于产品开发和制造来说，3D 打印技术将给整个行业带来无限的可能性。

工程塑料具有热塑性好、强度高、耐冲击、抗老化的特点，可用于制造多种医疗器械和仿生人体植入物，多用于颅骨修复和手术模拟等情况。树脂材料具有强度高、韧性好、耐冲击、颜色种类丰富等优点，广泛应用于医学模型的 3D 打印。打印出的模型解剖结构清晰、细节逼真。合金是非常理想的医用 3D 打印材料，具有突出的耐腐蚀性、耐高温性和生物相容性，常用作人体植入物。复合材料高分子凝胶是分子链经交联聚合形成的三维网络或互穿网络与溶剂组成的体系，具有良好的生物相容性，适用于人体内移植。此外，还有部分生物活性的细胞也可以作为 3D 打印的原材料，通过将细胞固定在支架结构上，辅以生长因子和生物大分子，制造出具有一定结构功能的组织器官。

2. 3D 打印技术在生物医药领域的应用

目前，3D 打印技术在生物医药领域主要应用于医学模型设计、再生器官组织制造和医疗器械制造。

（1）医学模型设计

由于人体解剖结构较为复杂，目前传统的授课方式很难在这些毫无临床经验的医学生头脑中形成清晰且正确的三维立体结构图。3D 打印出来的模型能将器官和组织内部结构的细节逼真地显示出来，使医学知识变得更为直观明了，可用于临床、教学、术前模拟、优化手术设计方案，实现精确化、个性化手术。近年来，3D 打印技术完成医学模型设计的思路已经广泛应用于临床教学和骨科、整形外科、牙科等精准医疗过程中，已成功地打印出了头颅模型、心脏模型、骨骼模型、血管模型等各组织器官模型，其可视化三维模型有助于更好地理解相关解剖部位，有利于指导医生进行个体化治疗和诊断。

（2）组织器官再生制造

我们通常说的组织器官再生制造，主要包括体外器官和体内软组织器官制造。随着增材制造（3D 打印）技术的发展，3D 打印技术在骨性结构置换中的应用较为成熟，目前在胸外科、脑外科、耳鼻喉科等外科手术中发挥着重要的作用。同时，利用人体自身干细胞，通过 3D 打印技术打印出的器官，可以降低器官移植失败风险。目前已有学者成功打印出耳朵、鼻子等体外器官，并采用 3D 打印技术成功配合人体自身细胞，逐层构建出了肾脏等体内复杂器官。相信随着科技的进步，移植组织或器官不足的难题必将得到解决。

（3）医疗器械制造

3D 打印技术在各类医疗器械的制造方面已被广泛应用，在辅助治疗中使用的医疗装置方面，3D 打印技术打印的如矫正器、助听器、导航板、关节支架等诸多医疗器械，已经成功在临床上得到应用。利用 3D 打印技术打印制造医疗器械，可以提高医疗器械的精确度。同时，3D 打印简化了产品的制造程序，缩短了产品的研制周期，提高了效率并最终降低成本。个性化的手术、定制化的手术和其他功能治疗过程，需要配备个性化的手术器械，这必将使传统医疗设备适应新的医疗模式，这些新的手术器械开发、制造可通过 3D 打印技术来实现。

3. 3D 打印技术在医疗大健康方面面临的问题

（1）临床上还没有普及

目前，3D 打印技术还没有在临床上普及，主要局限于打印材料的材质特性与单一性。例如，利用金属粉末打印出的假体的生物力学性能达不到传统工艺制造的假体生物力学性能，生物打印的材料只能利用单一的活性细胞打印组织器官，并不能实现人体组织器官功能的复杂多样性。

（2）法律法规还不完善

3D打印技术在临床应用的法律法规还不够完善，各类增材制造（3D打印）技术在临床中的行业规范与标准的制定中存在诸多问题，例如对知识产权的保护，对危险物品设计与制造的限制等。

但是，我们也应看到，3D打印技术在生物医药领域的应用前景十分广阔。随着材料技术的不断发展与完善，打印材料质量的不断提高，3D打印技术和产品的精度与效率不断提高，医用增材制造设备成本降低，3D打印技术在生物医药方面的应用将会更加高效、普及、精准。

第五节　人工智能辅助新药研发

1. 传统新药研发的风险与弊端

传统药物研发通常要经历较长时期，其流程可分为药物发现、临床前开发和临床开发三个阶段，而现代药物发现在技术上又可分为靶点的发现和确证、先导物的发现、先导物的优化三个阶段。总体来说，新药研发是一个高风险、长周期、资本和技术密集型的技术领域，药物研发失败率也高达90%以上（特别是原研药）。因此，在新药研发过程中，采用人工智能技术进行特定阶段的研发加速、方案优化，无论对于医药企业还是对于患者都是大有裨益的事情。

2. 人工智能赋能新药开发的优势

人工智能在新药开发中具有独特的优势，可以从海量文献中发现相关分子结构等描述信息，并且可以自主学习，建立其中的关联，快速提供大量选择和建议。目前药物研发，必须面对的就是化合物的筛选，这是新药研发最基础，也是越来越困难的一环。其中有两方面的原因：一是大多数可以被使用的化合物已经被发现，新的化合物开发难度逐渐加大；二是随着数据的发展，要快速分析不同数据之间的关联性，单纯依靠传统手段已经不行了。

很多企业在新药研发方面投入很大，做了大量失败的探索，走了很多弯路。2015 年，美国 FDA 报告了 60 种获批药物。这意味着算上失败药物的研发成本，该年度每种获批药物的成本约为 6.98 亿美元，其中有将近 420 亿美元用在了失败药物的研发上。如果我们有办法将新药研发过程中的风险减半，到 2025 年，全球制药行业每年即可节省约 260 亿美元。

3. 人工智能赋能新药开发的重点方向

总结来看，人工智能可以在以下几个方面辅助新药的研发。

（1）靶点筛选

目前寻找药物最基本的方式就是对上市药物、人体靶点进行交叉研究和匹配，这项类似回顾式研究的工作，将有机会从依靠人工转向依靠人工智能，从而在速度上实现指数级的提升。

（2）药物筛选与优化

大型药企实际上都已经建立了内部的化合物储备，采用人工智能的方式从这些化合物中筛选出先导物，可以开发出有效和准确的虚拟筛选方法，以取代昂贵且耗时的高通量筛选过程。

（3）病人发现及招募

找到大量合适的入组人员参加被试（RCT），本身就是一个复杂而长期的过程，特别是在原研药的研发过程中。准确高效地定位到所需要入组的患者，而不必为了保证成功率放大样本量，这是人工智能可以帮助药企的重要一点。

（4）依从性管理

在新药临床试验中，依从性可定义为受试者按照规定的药物剂量和疗程服用试验药物的程度。传统方式服药依从性主要通过人工随访来管理，如果数据量大则只能依靠病人的自觉性。在这个阶段我们利用移动技术和面部识别技术来判断患者是否按时服药，用自动算法来识别药物和药物摄取，并且可以提醒患者按时服药，对患者的服药依从性做出精准管理。

（5）药物晶型预测

对于化学药物，几乎所有的固体药物都存在多晶型状态。由于晶型的变化可以改变固体化学物质的诸多物理性质和化学性质，如稳定性、熔点、溶解度、溶出速率等，从而导致固体化学药物在临床治疗中的差异、毒副作用与安全性差异、产品品质与稳定性差异等。曾有数种药物因为晶型问题导致延迟上市或撤市，损失惨重。因此，晶型预测在制药工业中具有重要的意义。

（6）患者大数据与真实世界研究

在传统的新药研发流程中，对于患者的跟踪只能在临床中进行评估，病人需要进行定期检查，特定时间和地点获得的数据并不能完整地代表病人的身体情况，容易出现数据偏差。另外，严格来说这不是真实世界的数据，如果想对药物的真实使用情况进行跟踪，并且进行药物上市后Ⅳ期临床的药效扩大化跟踪，就必须采用真实世界的数据进行跟踪。真实世界数据的来源有很多种，包括采自海量随身穿戴设备的健康信息，来自医院的随访记录，来自患者院外院内管理平台的日常数据，它们都可以帮助药企实现对真实世界数据的发现。

第七章 AI医疗机器人：精准医疗智能化得力助手

目前，根据医疗机器人的不同功能，可将其分为手术机器人、辅助诊疗机器人、康复机器人、医疗服务机器人和护理机器人五大类。不同门类的医疗机器人又包括不同的子分类，如手术机器人中的神经外科机器人、骨科手术机器人、血管介入机器人，康复机器人中的智能假肢、外骨骼机器人和辅助康复机器人等。医疗机器人是一个不断发展的领域，根据不同的分类标准，可以有多种不同的类型。以下是一种常见的医疗机器人分类方法及其对应的应用场景，并结合当前最前沿技术的介绍。

第一节 医疗服务机器人

医疗服务机器人是一种用于医疗服务和健康管理的机器人。它们主要应用于医院、康复中心、家庭等场景，提供智能化、高效化的服务。医疗服务机器人可以帮助医护人员完成一些繁重的任务，如送药、消毒、测量体温等，提高医疗服务的质量和效率。同时，它们也可以为患者提供个性化的健康管理和康复指导，帮助他们更好地恢复健康。

1. 医疗服务机器人的应用前景

（1）手术及辅助治疗

医疗服务机器人最广泛的应用领域之一是手术及辅助治疗。利用高精度的机械臂和遥控操作，医疗服务机器人可以代替医生进行手术操作，减少人为因素的干扰，提高手术的准确性和效率。同时，医疗服务机器人还可以为患者提供个性化的辅助治疗方案，帮助患者更好地康复。未来，随着技术的不断进步，医疗服务机器人将会在手术及辅助治疗领域发挥更加重要的作用。

（2）康复及功能训练

康复及功能训练是医疗服务机器人的另一个应用领域。利用康复机器人，医生可以为患者提供个性化的康复及功能训练方案，帮助患者恢复运动功能和自理能力。例如，针对脑卒中患者，康复机器人可以通过对肌肉、关节和肢体的训练，改善患者的运动功能，提高生活质量。未来，随着材料科学和制造技术的不断发展，康复机器人将能够根据患者的具体情况和需要，定制更加合适的假肢和辅助器具，提高患者的康复效果和生活质量。

（3）护理及照料

护理及照料是医疗服务机器人的另一个应用领域。利用护理机器人，可以为患者提供24小时不间断的护理服务，减轻医护人员的工作负担，提高护理质量。例如针对老年人和残疾人，护理机器人可以通过智能感知和识别技术，自动感知患者的需求和状况，为患者提供及时的护理服务。未来，随着人工智能和生物医学工程的发展，护理机器人将能够根据患者的具体情况和需要，自动调整护理方案和提供更加个性化的护理服务。

（4）健康管理及预防

健康管理及预防是医疗服务机器人的另一个应用领域。利用健康管理机器人，医护人员可以定期为患者进行健康检查和评估，及时发现潜在的健康问题，并提供相应的预防措施和建议。例如，针对高血压、糖尿病等慢性病患者，健康管理机器人可以通过数据分析和监测，为患者提供个性化的健康管理方案，预防病情的恶化。未来，随着物联网和云计算技术的发展，健康管理机器人将能够实现更加智能化和个性化的健康管理服务。

2. 医疗服务机器人业务模式

医疗服务机器人包括三类：远程医疗机器人、物品运输机器人和药房服务机器人。远程医疗机器人和电子查询机不同，它可以通过积累、更新数据，不断解答人们提出的新问题，可以高效满足医院中巨大、复杂的信息服务需要；进一步还涌现出配药、采血等多种服务型机器人，以满足医院中日益增长的人员需求；将来，医疗服务机器人还可以检查病人体温、清理病房，甚至通过视频传输帮助医生及时了解病人的病情。

3. 提供个性化的健康管理服务和医疗服务

（1）提高医疗效率和服务质量

医疗服务机器人的应用可以极大地提高医疗效率和服务质量。一方面，医疗服务机器人可以自动化地完成一些重复性的任务，如手术操作、康复训练等，提高医疗服务的效率和质量。另一方面，医疗服务机器人可以通过智能感知和识别技术，自动感知患者的需求和状况，为患者提供及时的护理服务和健康管理方案，提高医疗服务的个性化和精细化程度。

（2）促进医疗资源的均衡分布

由于医疗资源的有限性，许多地区的患者难以获得高质量的医疗服务。而医疗服务机器人的应用可以促进医疗资源的均衡分布。通过将医疗服务机器人应用到基层医疗机构和家庭中，患者可以在离家更近的地方接受优质的医疗服务。此外，医疗服务机器人也可以在偏远地区和贫困地区发挥重要作用，提高这些地区的医疗服务水平和生活质量。

（3）推动医疗技术的创新和发展

医疗服务机器人的应用可以推动医疗技术的创新和发展。一方面，医疗服务机器人的研究和应用涉及多个学科领域的知识和技术，如机械学、电子学、生物学、医学等。另一方面，医疗服务机器人的应用可以促进新技术和新方法的研究和应用，如人工智能技术、物联网技术、云计算技术等。

医疗服务机器人当前最前沿的技术包括人工智能技术、物联网技术和云计算技术等。其中，人工智能技术可以通过语音识别、图像识别等技术识别患者的需求和状况，提高医疗服务机器人的智能化水平。物联网技术可以将医疗服务机器人与医疗设备、健康监测设备等连接起来，实现信息的共享和协同工作。云计算技术则可以对医疗服务的数据和信息进行集中管理和分析，提供更加精准的健康管理和医疗服务。

第二节 辅助诊疗机器人

辅助诊疗机器人是一种能够辅助医疗过程、扩展医护人员能力、减少不必要的人力和资源投入、提高医护过程或者医药生产过程效率的医疗机器人，包括配药机器人、诊断机器人、胶囊机器人等。这些机器人可以承担一些重复性工作，如标本采集、药物投放等，减轻医护人员的工作负担，提高诊疗效率。

1.辅助诊疗机器人的应用

（1）手术辅助

辅助诊疗机器人可以在手术中发挥重要作用。利用机器人的精准操作和稳定传输能力，医生可以在手术中更加精确地操作手术器械，提高手术的效率和安全性。例如在脑外科手术中，辅助诊疗机器人可以精确地控制手术刀和显微镜，帮助医生更加准确地切除病变组织，减少手术时间和风险。

（2）康复治疗辅助

辅助诊疗机器人还可以用于康复治疗辅助。利用机器人的仿生技术和智能感知能力，医生可以制订更加个性化的康复治疗方案，帮助患者恢复运动功能和自理能力。例如针对偏瘫患者，辅助诊疗机器人可以协助医生制订康复训练计划，通过机器的辅助训练，提高患者的肢体运动能力和日常生活自理能力。

（3）医学影像分析辅助

辅助诊疗机器人可以用于医学影像分析辅助。利用学习技术和图像处理技术，机器人可以自动识别和分析医学影像资料，为医生提供更加全面和准确的诊断依据。例如，针对 CT 扫描或 MRI 等医学影像资料，辅助诊疗机器人可以自动识别病变组织、测量病灶大小、分析病变性质等，提高诊断的准确性和效率。

2. 辅助诊疗机器人业务范畴

辅助诊疗机器人又叫非手术诊疗机器人，主要包括放疗机器人、胶囊机器人、影像机器人和阅片机器人等辅助诊断治疗的机器人系统。

（1）放疗机器人

放疗机器人的图像引导治疗手段，能够在术中导航以及术后评估治疗效果，有效地降低手术的创伤、提高治疗的精度，使患者及早康复，减少复发可能性。放疗机器人典型产品有射波刀，射波刀是一种新型的全身立体定向放射治疗设备，用于治疗各种类型的癌症及体内肿瘤，拥有精密、灵活的机器人手臂，可于患者移动时和手术中即时自动追踪、检测及校正肿瘤，以及输送精确、高剂量的辐射，同时保持患者呼吸正常。

（2）影像系统机器人

影像辅助机器人则用于整合现有的多种成像系统，能够将 X 光成像、磁共振成像、超声成像 PET 等多种成像手段集于一体，并能够实现 360 度的全景成像及进行大范围的 3D 图像重建。外科医生能够对该机器人进行远程控制，并能看到安装在内窥镜上的微型摄像机所拍摄的图像，从而不再需要依赖外部成像，如 CT 扫描或 X 射线透视。

（3）阅片机器人

阅片机器人可应用于甲状腺结节超声、宫颈癌筛查、肺部疾病筛查等图像诊断领域，是人工智能、医疗大数据和医疗机器人相结合的典型。中国在该领域的发展走在了世界前列。中国啄医生阅片机器人可应用于包括肺部结节、X 光疾病筛查、骨龄检测等多个领域，它结合最新人工智能算法，能够实现相似病例检索和医学影像智能诊断，极大地帮助医生定位病症、分析病情和指导手术。

（4）胶囊机器人

胶囊机器人是胃肠部检查的新型方式，这种方式避开了胃镜的插管，医护人员利用磁场技术对胶囊内镜实现体外遥控，受检者检验全程无须麻醉，可以做到无痛、无创、无交叉感染，检查后胶囊机器人随消化道排泄，一次性使用。胶囊机器人是一种能进入人体胃肠道进行医学探查和治疗的智能化微型工具，是体内介入检查与治疗医学技术的新突破。

3. 提高医疗健康诊疗协调性和效率

（1）提高医疗质量和效率

辅助诊疗机器人的应用可以极大地提高医疗质量和效率。一方面，机器人的精准操作和稳定传输能力可以提高手术的准确性和安全性，减少手术时间和风险。另一方面，机器人的康复治疗辅助可以制订更加个性化的治疗方案，提高康复效果和患者的生活质量。此外，机器人的医学影像分析辅助可以提高诊断的准确性和效率，减少患者等待的时间。

（2）降低医疗成本和负担

辅助诊疗机器人的应用可以降低医疗成本和负担。一方面，机器人的操作可以减少人力成本的投入，降低医疗费用。另一方面，机器人的康复治疗辅助可以提高康复效果和患者的生活质量，减少长期住院和康复治疗所需的费用。此外，机器人的医学影像分析辅助可以提高诊断的准确性和效率，减少不必要的检查和诊断错误所造成的损失。

（3）促进医疗技术的创新和发展

辅助诊疗机器人的应用通过引入人工智能技术，可以实现更加智能化和自动化的诊断和治疗操作；通过利用物联网技术，机器人可以实现与多种设备的互联互通，提高医疗服务的协同性和效率；通过采用云计算技术，机器人的数据处理和分析能力可以得到提升，为医生提供更加全面和准确的诊断依据。

辅助诊疗机器人的应用范围广泛，可以用于手术辅助、康复治疗辅助、医学影像分析辅助等领域。例如在手术辅助方面，机器人可以精确地控制手术刀和显微镜，帮助医生更加准确地切除病变组织，减少手术时间和风险；在康复治疗辅助方面，机器人可以协助医生制订康复训练计划，通过机器的辅助训练，提高患者的肢体运动能力和日常生活自理能力；在医学影像分析辅助方面，机器人可以自动识别和分析医学影像资料，为医生提供更加全面和准确的诊断依据。

第三节 手术机器人

手术机器人是医疗机器人中最为成熟和应用广泛的一类，具有广阔的应用前景和重要的作用。它们主要应用于外科手术，包括微创手术和开放式手术。手术机器人通过高精度的机械臂和医生通过遥控操作进行手术，可以减少手术时间和出血量，提高手术精度和效果。目前，手术机器人已经在多种手术中得到广泛应用，如胆囊切除、前列腺切除等手术。

1. 手术机器人的应用前景

（1）微创手术

手术机器人最广泛的应用领域之一是微创手术。利用高精度的机械臂和遥控操作，手术机器人可以代替人工手术，实现更加精细、准确的手术操作。与传统手术相比，微创手术具有更小的创伤、更快的恢复时间和更好的治疗效果。未来，随着技术的进步，手术机器人将能够实现更加复杂的微创手术，包括心脏手术、神经手术等。

（2）远程手术

随着网络技术的不断发展，手术机器人也可以实现远程手术。通过将机械臂和手术室远程连接，医生可以在远离手术现场的地方进行手术操作。这种技术的应用，不仅可以解决医疗资源分布不均的问题，还可以为偏远地区的患者提供更好的医疗服务。未来，随着5G等新技术的不断发展，远程手术将更加高效和准确。

（3）个性化手术

每个人的身体结构和生理特征都是不同的，因此需要个性化的手术治疗方案。手术机器人可以根据患者的具体情况和需求，制订个性化的手术方案，实现更加精准的手术操作。未来，随着人工智能和生物医学工程的发展，手术机器人将能够根据患者的生理数据和基因信息等，实现更加精细化和个性化的手术治疗。

2. 手术机器人业务模式

从全球市场来看，波士顿咨询公司大多数的手术机器人主要由外科医生所控制，可依据外科医生在手术过程中起到的作用，将手术机器人系统分为A类：手术参与机器人系统，B类：手术辅助机器人系统两类。

其中，A类系统中医疗机器人主要参与和完成整个手术的过程，包括切除和缝合等，手术医生起到指导和辅助的作用；B类系统中医疗机器人主要起到辅助医生进行手术的作用，包括术前规划、术中定位等。A类系统的手术参与度最高，设计需要考虑的临床医学问题比较多，研发周期较长，另外这类系统在相当程度上会改变传统的手术模式，导致医生的学习难度加大；B类系统的手术参与度与A类相比较低一些，设计难度相对较低、研发周期相对较短，医生的认可接受度比较高。目前已经商业化的手术机器人主要为神经外科机器人、骨科机器人、血管介入机器人、窥镜手术机器人等。

3. 提升医疗健康手术精准度和治疗效果

（1）提高手术效率和准确性

手术机器人的应用可以极大地提高手术的效率和准确性。一方面，手术机器人可以通过高精度的机械臂和遥控操作，实现更加精细、准确的手术操作，减少人为因素的干扰，提高手术的准确性。另一方面，手术机器人可以长时间进行手术操作，提高手术的效率。此外，手术机器人还可以通过模拟手术场景和操作进行手术训练，提高医护人员的专业水平和服务能力。

（2）促进医疗资源的均衡分布

由于医疗资源的有限性，许多地区的患者难以获得高质量的医疗服务。而手术机器人的应用可以促进医疗资源的均衡分布。通过远程手术等技术手段，医生可以在远离手术现场的地方进行手术操作，使更多的患者能够获得优质的医疗服务。此外，手术机器人也可以在偏远地区和基层医疗机构中发挥重要作用，提高这些地区的医疗服务水平。

（3）推动医疗技术的创新和发展

手术机器人的应用可以推动医疗技术的创新和发展。一方面，手术机器人的应用可以促进新技术和新方法的研究和应用，如人工智能技术、物联网技术、云计算技术等。另一方面，手术机器人的应用可以促进医疗服务模式的创新和发展，如移动医疗服务、远程医疗服务等。此外，手术机器人的研究和应用也可以促进相关产业的发展，如医疗器械、生物材料等产业。

手术机器人是当前最成熟、最常见的一种技术，当前最前沿的技术包括机器人辅助手术系统、可穿戴式手术机器人和虚拟现实技术等。其中，机器人辅助手术系统可以通过三维高清摄像头和传感器实时获取手术区域的信息，提高手术的精确度和安全性。可穿戴式手术机器人可以让医生在远程操控的同时，也能够通过增强现实技术看到手术区域的实时图像，提高手术的效率和质量。虚拟现实技术则可以通过模拟手术场景和操作，帮助医生进行手术训练，提高手术技能。

第四节　康复机器人

康复机器人是医疗机器人中发展最迅速的一类，具有广阔的应用前景和重要的作用。随着人口老龄化和慢性病的增加，康复治疗的需求也在不断增加。康复机器人是一种用于辅助康复治疗的机器人，主要应用于肢体康复、运动功能康复等领域。康复机器人可以根据患者的具体情况和需要，提供个性化的康复方案，帮助患者恢复运动功能和减轻疼痛。

1.康复机器人的应用场景

（1）神经康复

神经康复是康复机器人应用的重要领域之一。利用康复机器人，医生可以针对患者的具体情况和需要，制订个性化的康复治疗方案，帮助患者恢复运动功能和减轻疼痛。例如针对脑卒中患者，康复机器人可以通过对肌肉、关节和肢体的训练，改善患者的运动功能，提高生活质量。未来，随着神经科学和生物医学工程的发展，康复机器人将在神经康复领域发挥更加重要的作用。

（2）肢体康复

肢体康复是康复机器人的另一个重要应用领域。利用康复机器人，医生可以为肢体损伤或截肢的患者提供个性化的康复治疗方案，帮助患者恢复运动功能和自理能力。例如针对膝关节损伤的患者，康复机器人可以通过对肌肉、关节和肢体的训练，改善患者的膝关节功能，减少并发症的发生。未来，随着材料科学和制造技术的发展，康复机器人将能够根据患者的具体情况和需要，定制更加合适的假肢和辅助器具，提高患者的康复效果和生活质量。

（3）运动康复

运动康复是康复机器人的另一个应用领域。利用康复机器人，医生可以为运动员和其他需要运动康复的人群提供个性化的康复治疗方案，帮助他们恢复运动能力和减少疼痛。例如，针对运动员的肌肉和韧带损伤，康复机器人可以通过对肌肉、关节和肢体的训练，改善运动员的肌肉和韧带功能，提高运动员的竞技水平。未来，随着运动科学和生物力学的发展，康复机器人将能够更加准确地评估患者的运动能力和风险因素，为患者提供更加个性化的康复治疗方案。

2. 康复机器人业务模式

康复机器人涉及的领域非常多，除了最常见的运动功能康复，还有心血功能康复、认知功能康复、智能假肢等，我们可将其分为运动功能康复机器人、心肺功能康复机器人、认知功能康复机器人和智能假肢等。康复机器人的应用领域还包括心肺功能康复、语言功能康复、认知功能康复等。

（1）运动功能康复机器人

运动功能康复机器人又叫智能康复训练机器人，如脊柱无创减压康复治疗机器人、下肢康复训练机器人、磁刺激智能康复机器人、上肢康复训练机器人、功能性本体感觉神经肌肉促通治疗机器人，以及多关节等速测试与训练系统、间歇性负压治疗系统等。这种融合医疗功能和机器智能的人机交互式混合智能技术，主要有以下特点：一是通过视、听、触和沉浸式的虚拟场景提高患者参与训练的积极性，并且实现康复师的多点远程监控和康复训练方案在线调整、康复训练数据共享；二是通过力反馈、虚拟现实、物联网等技术的合成，能重塑实现功能代偿，最终减轻残疾程度，提高患者的生存质量。

（2）心肺功能康复机器人

在心肺功能康复领域，主要应用于心力衰竭患者的治疗，传统的治疗方式主要是植入式心室辅助装置（VAD），但这种装置在使用时会与血液直接接触，患者必须提前服用血液稀释剂以避免凝块产生。而采用可定制的软体机器人可以模拟心肌收缩，帮助心血管系统正常运转而不需要与血液直接接触，从而节省了使用稀释剂的费用，也降低了感染的风险，但目前该研究还处于测试阶段，未投入使用。

（3）认知功能康复机器人

在认知功能康复领域，近年来由于认知功能退化的患者越来越多，除了采用传统的精神药物对其进行控制外，使用宠物机器人、人形机器人进行物理治疗是一种新型的治疗手段。其中，基于动物疗法的宠物机器人已经被应用在了一些医疗和养老机构里，这类康复机器人能够最大限度地模仿真实的宠物和人互动，能改善阿尔茨海默病患者的行为和心理状况，减少精神药物的使用。人形机器人的陪伴治疗也被应用于自闭症儿童的治疗，由于机器人的面部表情单一，更容易获得患者的信任，从而得到更好的治疗效果。

（4）语言功能康复机器人

脑卒中患者常见的并发症有失语症，会导致患者出现相应语言功能的障碍。失语症是指患者意识清晰、正常，发音和构音器官无障碍，但由于脑部病损而使其缺乏或丧失理解及语言运用能力。语言功能康复机器人严格意义上是一种对话软件，采用图像和手势与患者之间建立跨越语言的联系，患者可以通过表情组合与别人沟通，后台可以翻译为相应的文字进行信息发送，使用起来非常方便快捷。

3. 制订个性化康复方案和提高治疗效果

（1）提高康复治疗效果

康复机器人的应用可以大大提高康复治疗效果。一方面，康复机器人可以通过高精度的传感器和算法，对患者的肌肉、关节和肢体进行精确的评估和训练，提高治疗的准确性和效果。另一方面，康复机器人可以根据患者的具体情况和需要，制订个性化的康复治疗方案，帮助患者更快地恢复运动功能和减轻疼痛。此外，康复机器人还可以通过模拟运动场景和操作进行训练，提高医护人员的专业水平和服务能力。

（2）促进医疗资源的均衡分布

由于医疗资源的有限性，许多地区的患者难以获得高质量的康复治疗服务，而康复机器人的应用可以促进医疗资源的均衡分布。通过将康复机器人应用到基层医疗机构和家庭中，患者可以在离家更近的地方接受优质的康复治疗服务。此外，康复机器人也可以在偏远地区和贫困地区发挥重要作用，提高这些地区的医疗服务水平和生活质量。

（3）推动医疗技术的创新和发展

康复机器人的应用可以推动医疗技术的创新和发展。一方面，康复机器人的研究和应用涉及多个学科领域的知识和技术，如机械学、电子学、生物学、医学等。另一方面，康复机器人的应用可以促进新技术和新方法的研究和应用，如人工智能技术、物联网技术、云计算技术等。此外，康复机器人的研究和应用也可以促进医疗服务模式的创新和发展，如移动医疗服务、远程医疗服务等。

康复机器人当前最前沿的技术包括外骨骼机器人、神经肌肉电刺激技术和生物反馈技术等。其中，外骨骼机器人可以通过与人体肌肉和神经系统的交互，帮助患者进行运动功能康复训练。神经肌肉电刺激技术可以通过电流刺激肌肉，帮助患者恢复肌肉力量和运动功能。生物反馈技术则可以通过传感器获取患者的身体信号，帮助患者自我调节身体状态和促进康复。

第五节　护理机器人

护理机器人是一种用于老年人、残疾人等长期护理的机器人。它们主要应用于照护服务中，如日常生活照料、心理关怀、健康监测等。护理机器人可以通过智能化、自动化的服务，为需要长期照护的人群提供更好的生活质量和健康保障。护理机器人是近年来快速发展的医疗机器人领域之一，其应用前景广阔，将在医疗健康领域发挥重要作用。

1. 护理机器人的应用场景

（1）日常护理

随着人口老龄化和慢性病患者的增加，日常护理需求不断增长。护理机器人可以承担起这部分工作，为患者提供 24 小时不间断的护理服务。例如针对老年人和残疾人，护理机器人可以协助他们完成日常生活所需的各种任务，如吃饭、洗澡、服药等，提高他们的生活质量。

（2）康复训练

康复训练是护理机器人的另一个应用领域。利用康复机器人，医生可以为患者提供个性化的康复训练方案，帮助患者恢复运动功能和自理能力。例如，针对脑卒中患者，康复机器人可以通过对其肌肉、关节和肢体的训练，改善患者的运动功能，提高其生活质量。

（3）精神安慰

护理机器人还可以在精神安慰方面发挥重要作用。通过与患者进行互动和交流，护理机器人可以提供情感支持和心理安慰，帮助患者缓解孤独、焦虑等不良情绪。例如针对老年人和长期住院的患者，护理机器人可以陪伴他们聊天、听音乐、观看电视节目等，提高他们的心理健康水平。

2. 护理机器人业务模式

在护理领域，各种机器人层出不穷。现在机器人的用途趋于细化发展，将来一个机器人可以具备多项功能。比如，看护型机器人可以通过传感器测量病人的体温和脉搏，与老年人交谈时获取其说话方式及反应速度、声音等信息。这些有利于提早发现老年人是否患上认知症。再比如，装有人工智能语音的机器人能概括老年人平时说话时的症状，将其发送给上门看病的医生，又或者是直接联系医生，以便让患者在家中接受治疗。机器人将成为连接医生与患者的接口，现在由护理人员进行人为监护的领域，慢慢地也将由机器人提供帮助。

3. 提供更好的生活质量和照护健康保障

（1）提高护理质量和效率

护理机器人的应用可以极大地提高护理质量和效率。一方面，护理机器人可以自动化地完成一些重复性的任务，如测量体温、记录血压等，减少人为因素的干扰，提高数据的准确性和可追溯性。另一方面，护理机器人可以通过智能感知和识别技术，自动感知患者的需求和状况，为患者提供及时的护理服务。例如针对重症监护病房的患者，护理机器人可以实时监测患者的生命体征和药物使用情况，为医护人员提供更加准确和及时的护理方案。

（2）促进医疗资源的均衡分布

由于医疗资源的有限性，许多地区的患者难以获得高质量的医疗服务，而护理机器人的应用可以促进医疗资源的均衡分布。通过将护理机器人应用到基层医疗机构和家庭中，患者可以在离家更近的地方接受优质的护理服务。此外，护理机器人也可以在偏远地区和贫困地区发挥重要作用，提高这些地区的医疗服务水平和生活质量。例如在偏远地区或农村地区，护理机器人可以承担起基层医疗机构所无法承担的日常护理和康复训练任务，为当地居民提供更好的医疗服务。

（3）推动医疗技术的创新和发展

护理机器人的应用通过引入人工智能技术，可以实现更加智能化和个性化的护理服务。通过对大量数据的分析和处理，护理机器人可以学习患者的行为习惯和偏好，为患者提供更加贴心和高效的护理方案。

综上所述，护理机器人在医疗健康领域具有广阔的应用前景和重要的作用，未来随着技术的不断进步和发展，相信其应用将会越来越广泛和深入，为人类带来更加智能化、高效化的医疗服务。

护理机器人当前最前沿的技术包括情感计算技术、自然语言处理技术和智能传感器技术等。其中，情感计算技术可以通过分析人类的面部表情、语音、语调等情感信息，理解患者的情感状态和需求，提高护理机器人的智能化水平。自然语言处理技术可以帮助护理机器人理解人类的语言信息，提供更加精准的服务。智能传感器技术则可以通过传感器获取患者的生理信息和环境信息，为护理机器人的服务提供更加全面和准确的信息。

总之，医疗机器人的应用场景非常广泛，它们可以帮助医护人员提高医疗服务的质量和效率，也可以为患者提供更加个性化、精准的健康管理和康复指导。随着技术的不断进步和发展，相信未来医疗机器人的应用将会越来越广泛和深入，为人类带来更加智能化、高效化的医疗服务。

第八章　人工智能+大健康产业颠覆性重塑：开启大健康智能化新未来

第一节　AI 传承中医药：开启智能化中医健康技术革命

中医药学是中国古代科学的瑰宝，也是打开中华文明宝库的钥匙，是中华文化伟大复兴的先行者。中医药已经传播到 196 个国家和地区，全球形成了"中医热"。2022 年，国务院办公厅印发《"十四五"中医药发展规划》（以下简称《规划》），是新中国成立以来首个由国务院办公厅印发的中医药五年发展规划。随着人工智能与医学技术领域的深入结合，智能中医也得到了进一步的发展。智能中医是建立在智能中医标准化体系建设的基础上，通过深度学习等人工智能方法，实现对中医文本数据、影像数据等信息标准化的采集与分析，通过构建训练模型，实现中医临床智能辅助决策。

1. "望、闻、问、切"中医四诊数据智能采集

中医四诊数据采集是将望诊、闻诊、问诊、切诊所获得的信息通过数据采集系统转换为机器学习可识别的数据，为智能诊疗提供数据基础。

"望诊"主要观察患者的神色、形、态、舌象、头面、五官、四肢、二阴、皮肤以及排出物形态等信息，为视觉信息。

"闻诊"既包括患者的语言、呼吸、咳嗽、呕吐、嗳气、肠鸣等听觉信息，又包括患者发出的异常气味、排出物的气味等嗅觉信息。

"问诊"主要是采集患者有关疾病情况、自觉症状、既往病史、生活习惯等信息，可简单归为听觉信息和文本信息。

"切诊"主要包含脉诊和按诊，通过触压获取脉搏、皮肤相关信息，多为触觉信息。

因此，智能中医的四诊数据采集首要任务是将视觉、听觉、嗅觉、触觉等各类信息转换为可识别的信号，保存为图片、视频、音频、文本等，通过规范化和标准化的信息采集，为采用机器学习等方法训练疾病模型做准备。

（1）望诊

"望诊"获取的信息为视觉信息，将患者的神色、形、态、舌象等信息通过机器视觉传感器转换为电信号，得到图片或者视频格式的数字信号，再通过机器识别处理算法，识别出图片或视频中的有用信息。对于不同的检测对象，所检测的信息不同，例如面部信息采集即对人脸成像后，通过提取和识别颜色信息，获得脸部相关信息。望诊主要包括面诊、舌诊和目诊等，现有中医望诊设备包括面诊仪、舌诊仪和目诊仪等，以下分别对面诊信息采集、舌诊信息采集及目诊信息采集系统进行概述。

①面诊信息采集。目前，中医面诊仪主要通过面部图像采集，并精确分割，提取出诊病需要的整体特征，然后再将面部皮肤分割为局部区域，提取出局部特征。在此基础上，进一步将疑似患者的当前面部特征与正常状态下的面部特征进行比较，通过机器学习手段实现诊断疾病的目的。

一般面诊信息采集处理流程如图 8-1 所示。首先将采集到的图像经过人脸定位和脏腑反射区定位，进行色、神、斑、痘及其他特征的识别，再结合四诊知识库对其进行辨证推演得出诊断结果，通过中医专家确认，进一步构建包含提取的人脸特征与专家诊断的面诊知识库。

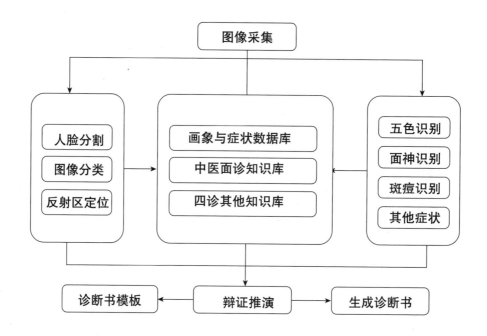

图 8-1　面诊信息采集处理流程

目前，市场上已经出现了面诊设备，如 DS01-B 舌面诊测信息采集系统（见图 8-2），以及 DKF-I 中医四诊仪（见图 8-3）等。以上设备均可以实现面部图像采集，主要特征提取分析，面色、唇色、面部光泽等特征辨识，为中医望诊提供客观依据。

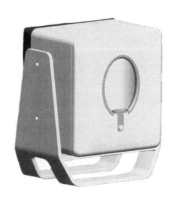

图 8-2　DS01-B 舌面

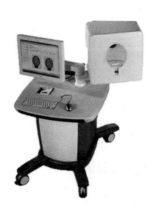

图 8-3　DKF-I 中医四诊仪

②舌诊信息采集

舌诊仪主要分为基于数字图像处理技术的舌诊仪和基于光谱法的舌诊仪。其中，数字舌图采集系统主要由光源、照明环境和感光系统等组成，舌象特征处理系统主要由色彩校正、舌体分割、舌质舌苔分离等舌象特征提取与识别等部分组成。基于光谱法的舌诊仪，反射光谱法是指光（电磁波）与舌体相互作用时，发生折射、反射、散射、干涉、衍射等现象。目前主要利用反射现象，通过测量光谱反射率来检测舌体物理特性。目前已有的舌诊仪如图8-4、图8-5所示。

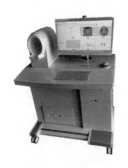

图8-4　中医舌象仪

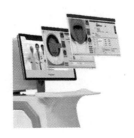

图8-5　舌象分析仪

③目诊信息采集

目诊是通过观察眼部的神、色、形、态变化来诊断疾病的一种方法，是中医诊断学的重要内容。目诊信息采集系统获取的是图像数据，采用光学系统对眼睛进行成像。目前，所开展的诊法包括中西医虹膜诊法、球结膜微循环诊法、观察视网膜血管及血流图诊法等。

虹膜信息采集系统多为接触式采集设备，使用时将遮挡装置紧贴眼眶，尽可能固定人眼到镜头的距离，但虹膜在视场中的位置并不能精确固定，因此可以将整个眼部纳入成像范围内。光源、镜头、传感器和遮挡装置的位置关系，如图8-6所示。

目前，已有的目诊仪如图 8-7 所示，可用于采集眼睛白睛部位图像，供辅助智能诊疗使用。

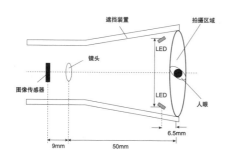

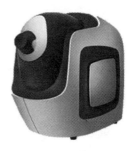

图 8-6　光学系统结构示意图　　　　图 8-7　中医目诊仪

（2）闻诊

闻诊包括听声音和嗅气味两个方面，所获取的信息为听觉及嗅觉信息。声音数据采集，需将患者的语音信息通过语音传感器转换为音频信号，经过智能语音识别算法识别出有用信息，作为智能诊断算法的输入数据。对于嗅诊数据采集，则需要对患者的气味信息进行检测，采用气体检测传感器，检测出气体含量，并按照预先设定的气味模型进行分类，得到量化的气味数据。

①声音数据采集。声音数据采集由声音传感器和微计算机声音采集分析系统实现。声音采集系统基本工作原理是利用话筒和声音传感器将人体生理声音转换成电信号，通过计算机的声效卡将其转换成后缀名为 WAV 的声音文件并存入系统的数据库中。然后，将此电信号通过 A/D 转换卡转换成数字信号，送入微计算机，经处理后将其波形显示在显示器上，同时以数据集的形式存入系统的数据库中，为疾病诊断提供重要的参数依据，这对中医临床诊疗的智能化以及远程医疗服务具有重要意义。

②嗅诊数据采集。目前，嗅诊研究采用的主要技术方法包括红外吸收光

谱法、气相色谱分析法和直接顶空分析法。

（3）问诊

中医问诊是指通过医患对话的方式，医生向患者及其家属了解疾病的相关信息，为辨证施治提供依据，智能"问诊"系统获取的信息多为听觉信息，与"闻诊"的听觉信息采集方法类似，采用麦克风等音频传感器将患者描述病情的语音信息转换为音频信号，经过智能语音识别算法获得相关信息，辅助诊断疾病。为获取准确的"问诊"信息，需先识别患者的初步描述信息，经智能化处理后获得患者疾病的关键信息，并将最终识别的结果作为输入数据，辅助精准诊疗。

目前，市场上关于智能问诊的系统有很多，常见的有以下几种：

①智能问诊系统。基于证据，通过循序渐进的问答，给予患者对应的护理提示或就诊建议。系统提供300多种临床常见症状、3000多条处置建议，以及20多种分诊紧急程度，辅助基层或家庭医生精准识别，快速处置，智能分诊。

②智能预问诊系统。智能预问诊系统以国家诊疗指南为内核，模拟临床医生诊疗思维，在患者挂号后到医生接诊前，通过智能引导式问诊，帮助医生规范、全面地采集患者的症状、体征、病史等信息，从而实现诊疗流程的优化配置。

③中医人工智能辅助诊断系统。中医人工智能辅助诊断系统是以中医人工智能辅助诊断引擎为核心的医疗类软件，包含基于上千个"望、闻、问、切"四诊的多维度信息，上万个诊断规则及参数的辅助系统，可根据患者体征、症状、生活习惯、病史等问诊输入信息，完成对患者病情的智能诊断，并给出处方建议和治疗方案。同时，它兼具科学的统计分析功能、丰富的医疗知识库以及便捷的医案管理体系，进一步实现医疗机构的全流程化管理。

（4）切诊

中医切诊获取的信息主要为触觉信息，包含脉诊及按诊等。脉诊主要获取通过脉搏信号采集系统获得的脉搏信号，采用模式识别方式检测脉搏的频率、脉宽及幅度等脉象信息。按诊采集信息系统需要采集患者的皮肤弹性、润燥、压痛、肿块、湿度、温度等信息。

①脉诊数据采集。脉搏信号采集系统的主要功能是对脉搏信号进行高效准确采集，完整地记录脉搏信号，主要包括脉搏传感器及后端信号采集部分。脉搏传感器的传感原理及采集方法的正确选择对于脉搏信号的真实性和有效性起着决定性作用。由于脉搏信号属于强噪声背景下的低频微弱信号，脉搏传感器的选取应结合脉搏信号的特点。目前，脉搏测量的传感器可分为以下几种类型：压力式脉搏传感器、光电式脉搏传感器、传声器以及多普勒超声脉搏传感器。

②按诊数据采集。按诊所获取的信息繁多，对应的信息采集手段较多，如可通过抽吸法获取皮肤弹性，通过温度传感器获得皮肤局部温度，通过光触觉传感器测量皮肤肿块等。

2. 智能中医的辅助诊断

智能中医的辅助诊断主要包含：特征信息处理、模型训练和模型推理。特征信息通常指从原始数据中提取的抽象表达，能够对数据的特点进行描述。模型训练是指采用机器学习或统计分析算法，优化参数使其能够反映四诊信息与病症之间的关联。模型推理是指利用训练后的模型对新采集的四诊信息进行自动化辨证诊断。由于中医知识的复杂性和经验性，难以总结和归纳出可直接用于辨证诊断的规则，因此，本节主要介绍数据驱动的智能辅助诊断方法。

（1）特征信息处理

特征通常是指从原始数据中提取出的抽象表达，能够对数据的特点进行描述。特征信息质量直接决定了智能辅助诊断模型的性能，主要包括准确性、完整性、一致性、时效性、可信性、解释性等。中医四诊数据主要包括图像、声音、文本及其他传感数据，通过相应的设备提取出对应特征，但同时需要考虑其他因素，例如望诊设备可以基于面部图像提取色、神、斑、痘等其他特征。

（2）深度学习中的特征处理

深度神经网络能够自动化地提取抽象特征，建立图像、声音、文本、传感器等原始数据与病症之间的关联关系。进行深度学习之前，首先需要将不同类别的原始数据进行标准化处理，使其能够输出到神经网络中。

此外，为增强对图像数据中感兴趣区域的表达，一般情况下采用图像增强方法来改善图像的视觉效果，这种方法可针对特定疾病有目的地强调图像整体或局部特性，将原来不清晰的局部图像变得清晰或强调某些感兴趣的特征，改善图像质量、丰富特征信息量，加强对图像的判读和识别。常用的方法包括空间域法和频率域法。

（3）智能辅助诊断模型构建

在确定智能辅助诊断模型需要解决问题的类型后，可据此选择相应的机器学习算法，并利用所采集的数据进行模型训练。根据输入特征不同，所构建的智能辅助诊断模型可分为机器学习模型和深度学习模型。

基于机器学习的智能辅助诊断模型，常采用四诊设备直接采集或人工手动计算提取特征信息。人工提取的特征信息通常具有良好的物理意义及临床可解释性，但设计完备的特征信息集合极为困难，导致提取的特征出现信息损失和特征冗余等问题，需要对特征信息进行分析和筛选，从而提升智能辅助诊断模型的精准度。

3. 智能中医的辅助治疗

中医治疗方案具有个性化、实时动态的特点，智能辅助治疗旨在通过人工智能技术，实现中医治疗方案的自动化生成与评估优化，使得治疗方案能够根据病情变化动态调整。

中医智能辅助治疗方案的生成，首先，需要构建治疗方案的标准库，尽量消除不同方案、不同疗法的表达差异；其次，需要根据患者自身特点考虑生成治疗方案的影响因素，从而保证生成个性化、智能化的治疗方案。本节通过讨论中医治疗方案数据库构建中的关键技术要素和治疗方案生成的影响因素，示范智能治疗方案的生成与优化，并对智能辅助治疗效果进行评价。

（1）治疗方案数据库构建

中医通过"望、闻、问、切"四诊合参的方法，探求病因、病性与病位，并分析判断疾病病机与人体内五脏六腑和气血津液之间的联系，进而辨证施治，使用中药、针灸、推拿、按摩、拔罐、气功、食疗等多种治疗手段，使人体恢复阴阳调和。

智能中医学以大数据和人工智能技术为依托，能够更全面、更高效和更可信地进行数据分析，进而辅助临床决策。由于中医治疗过程包含大量复杂多维的临床数据，需要构建治疗方案标准化数据库，方能与智能信息化技术更好地结合。

（2）治疗方案的智能化生成与优化

临床治疗方案的生成与优化是一个时序过程，需对比患者治疗前、中、后等各个时期的相关数据，根据患者数据的动态变化进行实时调整和更新，分析治疗效果的优劣。目前，有监督和无监督学习等常用的机器学习方法，难以在连续动态变化情境中不断学习，无法用于中医治疗方案的生成与优化。强化学习是区别于上述两种方法的第三类方法，能够在交互过程中根据状态变化，实时学习新知识并更新模型，利用强化学习技术，能有效解决中医诊疗方案动态生成与实时更新的问题。强化学习按照映射函数的不同，可分为传统强化学习和深度强化学习。

基于深度学习的中医治疗方案生成过程，其本质也是一个序贯诊疗过程，设计目标是根据患者的体征信息进行处方选择，并根据治疗前患者的症状和用药，推断患者用药后的症状变化，进而优化处方。一般情况下，中医序贯诊疗方案优化模型主要由两部分构成：一是深度强化智能体，即根据患者的症状使用深度强化学习算法智能地生成治疗方案；二是深度强化学习环境模型，即基于当前已知的疾病信息，构建深度强化学习"环境"，从而根据患者的症状和用药，智能生成治疗方案。

4. 构建智能化中医健康管理服务体系

2022年，国务院办公厅印发《"十四五"中医药发展规划》（以下简称《规划》），《规划》是新中国成立以来第一次由国务院办公厅印发的中医药五年发展规划。中医药已经传播到196个国家和地区，全球形成"中医热"。中医药学是中国古代科学的瑰宝，也是打开中华文明宝库的钥匙，是中华文化伟大复兴的先行者。随着政策的出台，我国的中医药健康服务业呈现出新的发展趋势，政策支撑更完善，组织保障更给力，健康服务更健全，服务能力更提升，产业业态更成熟。

（1）创新中医药健康管理服务模式

中医健康管理是以中医药传统文化为理念，以健康管理为路径，以中医适宜技术为支点，以人民健康为目标，是探索中国特色的健康管理服务模式的一项重要举措。中医健康管理三部曲：

①中医健康信息采集，通过舌、面、脉、经络、问诊等技术手段，是建立在中医"望、闻、问、切"基础上的。

②中医健康状态辨识，是通过体质辨识、脏腑辨证、经络虚实、慢病风险等，考虑外伤六淫、内伤七情及不内外因等不良因素干扰，进行报告解读和风险评估。

③中医健康促进与干预，主要结合中医药特色疗法，如汤药、药膳、功能食品、茶饮、膏方等方法，以及推拿、拔罐、刮痧、针刺、艾灸、穴位贴敷、药浴等技术，提供咨询指导并制订中医个体化养生调理方案或中医药适宜技术干预方案。中医健康管理服务体系有"简、便、效、廉"独特优势，操作更简单、服务更方便、效果更明显、价格更亲民。尤其是在非医疗养生保健机构得到了广大中医健康管理师、中医康复理疗师、亚健康调理师、中医食疗调理师的应用与推广。

（2）形成中医药健康产业链条闭环

《规划》重点指出，丰富中医药健康产品供给。其实，在中医药健康产业中，有很多好的产品和技术，它们如同一粒粒珍珠，需要一条线穿起来，那就是中医药健康管理服务。

①健康信息采集环节，可以采用舌象仪、脉象仪、目诊仪、经络检测仪等设备作为信息采集工具。

②风险评估环节，可以采用中医体质辨识系统、医用红外热像仪、骨密度检测仪等设备作为健康状态辨识及风险评估的技术。

③健康干预环节，可以采用保健食品、功能性化妆品、日化产品为重点的养生调理产品以及围绕中医养生保健、诊疗与康复，适于健康检测、监测产品及自我保健、功能康复等器械，作为中医药健康管理服务干预手段和措施。

从信息采集、风险评估到健康干预，从规划设计、组织实施到效果评价，构建一套中医药健康管理服务标准体系，从而对中医药健康产业链的产品、技术、服务、模式形成完整的闭环。产业模式一旦整体升级，产品就不再单纯是产品，而是升格为中医健康管理服务体系的具体解决方案。届时，中医药健康管理服务则是打开中医药健康产业大门的金钥匙。

（3）"人工智能 + 中医健康管理"

中医作为中国的国粹，承载着中国古代人民同疾病作斗争的经验和理论知识。中医历史悠久，源远流长，发展至今依然展现出一定的活力。在科学技术飞速发展的时代，在大数据时代，以真实世界的健康状态数据为参考，借用人工智能技术，综合分析表征参数，发展"AI+ 中医健康"，为中医诊疗系统的研发、中医数据库的建立、中医健康管理的发展提供方法学支持。应用人工智能技术与大数据技术，建立以状态为核心的中医健康认知的方法与体系，能够实现四诊信息的采集、存储、分类与融合；实现健康状态的人工智能诊断；实现干预方案的匹配与临床疗效合理客观的评价，解决四诊和参与辨证方法的不可测量、不可重复、不可评价等问题，为中医理论与临床研究提供可靠的技术平台。

当前我国发展中医药健康服务面临的主要问题是：中医从业人员数较少，并且基层中医的服务能力参差不齐，服务品质不高，不能满足人民群众的健康需要。基于人工智能与数据挖掘，可从技术角度解决中医信息采集的客观需求，全面、规范、准确地获取四诊信息，实现四诊合参与中医健康状态的自动辨识，还可以依靠互联网实现中医远程诊疗，从而有效弥补基层中医的技术短板，提升基层中医辨证论治水平。充分发挥中医简、便、廉、验的特点与在"治未病"方面独有的优势，从而达到提升中医药服务能力与水平的目标。

第二节　人工智能给养老产业带来"重生"

我国作为世界上人口最多的发展中国家，人口老龄化进程快、老年人口规模大，面临着"未富先老""未备先老"的双重挑战。中国老龄人口预计到2025年将突破3亿人。预计到2050年，80岁以上高龄人口将突破1亿人，约占老年人口总量的1/4，此后将长期保持在1亿人左右。失能和半失能人口也将从2017年约3900万人上升至2050年约8200万人。我国养老产业的市场容量，预计到2030年有望实现20万亿元。

当前，中国养老模式的顶层设计已经形成，即"9073"养老模式：90%的老年人在家中接受养老服务，7%为社区短期托养，3%为机构养老。我国主要养老模式分为3种，即居家养老、社区养老、机构养老。

"人工智能＋健康养老"，是利用人工智能、互联网、物联网、大数据等现代科技，为老年人提供服务或产品的一种养老模式。智慧健康养老产业的概念为：以互联网、物联网、云计算、大数据等新一代信息技术以及医疗卫生和生物技术、生命科学为基础，以保障和改善老年人生活、健康、安全以及参与社会发展等为目的，为社会公众提供各种与健康养老相关的智能产品及服务的生产活动集合，最大限度地满足老年人的物质需求与精神需求。

1. AI 在智能健康养老产业中的应用场景

（1）智能家居控制

人工智能可以通过智能家居设备实现老年人的生活智能化，帮助老年人更方便地控制家中的电器和设备。例如，通过智能音箱、智能电视或手机 App 控制等设备，老年人可以轻松地听音乐、看电影；通过智能照明、智能空调等设备，老年人可以享受到舒适的居住环境。

（2）智能健康提醒

人工智能可以通过大数据分析，根据老年人的身体状况和健康目标，为其提供个性化的健康提醒和健康建议。例如在老年人血压高或血糖低时，智能健康提醒可以及时提醒老年人注意控制。通过智能手环、智能血压计等可穿戴设备，可以实时监测老年人的生理指标，为其提供个性化的健康建议和治疗方案。

（3）远程医疗咨询

人工智能可以通过视频通话、语音交流等方式，为老年人提供远程医疗咨询服务。老年人可以通过智能终端在家中与医生进行交流，获得专业的医疗建议和治疗方案。

（4）虚拟现实游戏

人工智能可以通过虚拟现实技术，为老年人设计一些互动游戏，帮助老年人保持脑部活动和身体运动。这些游戏不仅可以提供娱乐，还可以提高老年人的反应能力和手眼协调能力。

（5）情感交流陪伴

人工智能可以通过智能语音助手或智能机器人，为老年人提供社交互动服务。通过语音识别、自然语言处理等技术，与老年人进行情感交流和陪伴。例如，老年人可以向智能语音助手倾诉心事，获得情感支持和安慰。

（6）智能助行设备

人工智能可以通过智能助行设备，帮助行动不便的老年人更方便地行走和活动。例如，智能轮椅、智能拐杖等设备可以自动感知老年人的行动意图，辅助老年人行走和移动，为其提供更安全、更便捷的出行体验。

（7）智能安全监控

人工智能可以通过智能摄像头、烟雾报警器等设备，为老年人提供安全监控服务。这些设备可以实时监测居家环境的安全状况，防止意外事故的发生。

（8）智能用药管理

人工智能可以通过智能药盒记录用药情况，并提醒老年人按时服药，避免漏服或错服的情况发生。同时还可以通过药物管理系统，对老年人的用药情况进行智能化管理。根据老年人的身体状况和医嘱，为其提供个性化的用药方案，避免药物滥用和不良反应的发生，为老年人的健康保驾护航。

2. AI 赋能老年健康管理智能化升级与转型

老年健康管理指的是对老人的"整体健康"进行管理和改善，具体内容是建立在健康档案基础上的连续、综合、可追踪的个人及家庭健康管理服务。

除接受常规体检服务以外，医务人员将结合体检结果以及老年人生活方式对老年人进行健康状况评估，并根据评估结果进行个体化的健康指导，涉及衰老、慢性病、老年综合征、不同程度失能、营养问题、心理健康等诸多方面。

随着大数据、5G、物联网、人工智能等技术的发展，可穿戴设备、家用监测设备等产品的普及，将养老服务与数字化产品相结合形成数字化健康养老平台，能助力健康资源实现优化配置和有效对接，为老年群体提供更具个性化的产品和健康服务，契合新一代老年人群的健康养老需求。

打造健康养老场景，需要配备手环或手表等可穿戴健康管理类设备，家庭血压、心率、血糖、血氧、体温、体重等便携式健康监测设备，社区自助体检设备等自助式健康检测设备，视频监控等智能养老监护设备，远程收集老人身体及家庭环境的数据，通过家庭智能网关传输到数字化养老系统管理平台。通过养老平台，老人及其家人通过手机 App 实时掌握老人的各类健康数据；老人还可通过线上平台进行在线咨询、预约挂号、预约医生上门等。

数字化已经成为老年健康管理产业未来增长的核心动力，将数字产品技术运用到养老服务中，无论是利用健康大数据整合现有养老资源，还是使用数字化检测设备实时监测老年人的身体健康状况，或是教会老人使用数字化智能设备，都将推动老年健康管理产业发展。

数字化健康管理已与传统的老年健康管理对接，作为老年健康管理升级与转型的突破口，实现供给侧结构性改革，以老年人为本，读懂老年人的健康需求，进而确定发展方向。既延续传统老年健康管理模式的优秀经验，又注重理念创新、人文温度和新品研发，实现传统养老模式向智能化养老模式转型。

3. AI 机器人将成为照护老人的第一主力军

未来，AI 机器人必将成为照护老人的第一主力军。人工智能型机器人，除了可以更好地为老人提供劳动力服务，还可通过长期的监测，了解老人的动态健康数据，从而得知老人慢性病的确切发病时间，进而确定治疗方案。对于一些疾病，机器人可提前预警，降低老人去医院诊疗的频率及发病的概率，让老人尽量可以通过居家模式进行养老，为国家节省医保开支的同时，可以减轻儿女负担，减少社会服务型劳动力的支出。

世界卫生组织报告显示，跌倒已成为影响老年人群健康的"罪魁祸首"，全球每年约 30 万人死于跌倒所致的并发症，其中 60 岁以上的约占半数。在我国，每年有 4000 万老人至少跌倒 1 次，而跌倒致死的老人约 8/10000，另有 40%~70% 的老人因跌倒需治疗。面对如此严峻的社会问题，AI 机器人就是老人的贴身伴侣，其可以最大限度地解决危害老人生命的跌倒问题，主要内容包括利用智能摄像头和 AI 算法，准确识别老年人安全状态，在其发生跌倒或需要呼救时主动发出警报，最快地施以救治，避免不幸发生；同时，其还具备双向语音，让老人可与亲属进行语音对话，提升沟通效率；未来还可与社区服务打通，为老人群体提供多样化的助老服务。

在未来 20 年内，AI 机器人或许能为养老服务减少 50% 以上的劳动力，减轻未来养老的压力。面对新形势下的中国"养老难"问题，以人工智能为主流的 AI 养老逐渐渗透养老市场。人工智能老龄服务机器人可陪聊、视频、远程医疗、健康看护、提供生活服务等，在人工智能领域借助机器人照护老人，已经不是什么难题。目前，基于人工智能的机器人为老人提供的服务范畴已经非常广泛，具体来说包括以下几个方面。

（1）情感陪伴式

人工智能机器人可与老人实现问答式情感互动交流，老人说出问题，机器人会做出人性化回答，并对老人提出的科普性问题，进行精准解释，必要时还会在机器人屏幕上增加相应的图片解释。在功能设置上，机器人实现的功能也在努力向"机器人比人更懂人"的方向发展。同时 AI 机器人还具备自我学习的能力，可以通过长时间的训练，更好地掌握老人的需求。另外，能通过视频增加与子女交流的机会，为了保障老人的身体健康，还增设了人工智能型电子监管档案，随时监测老人的身体状况。

（2）导医陪诊

现在有些医疗机构为了缓解就医人数多、老人不懂就医程序的难题，推出了部分导医机器人，这些机器人可以根据患者的需求，提供合适的医疗路径及挂号咨询服务。借助声音、精准定位及远程咨询等，合理分流诊治，减少老人等待时间，提高医院整体服务质量。

（3）社区服务式

在社区，借助强大的电脑记忆存储功能，机器人可协助社区工作人员为老人办理高龄津贴、残疾、慢性病及居住证明等服务，同时依靠强大的记忆存储芯片，机器人可根据老人的外貌记忆老人的姓名和登记内容，并根据老人实际上课情况提供对口的社区服务。

（4）居家照护型

部分老年人由于身体条件的限制，自理能力、生活能力会不断下降，在没有子女或者养老机构照顾的情况下，无法完成日常生活。AI 机器人可以借助电脑程序的设定，为生活有障碍的老人提供服务。例如，可设置单独为残疾老人服务的洗澡型机器人，免去老人洗澡需要人照料的尴尬，还有专门帮助老人用餐的遥控智能型设备。将人工智能机器人应用在养老服务中，可以使其更好地照顾老年人的日常生活。

（5）外出陪伴型

随着年龄的增长，老人的计算能力会不断下降，影响外出购物、结算的效率，甚至会出现不同程度的差错，因此可以充分利用人工智能系统。老年人在外出之前，可以通过语音输入目的地，系统自动规划路线，同时通过语音的方式来指引方向。

4. 打造以陪护为核心的 AI 老龄服务系统

基于人工智能的健康养老，需深度挖掘老人、子女痛点，真正从老人核心需求出发，全面整合养老生态资源，充分发挥人工智能、互联网、大数据、物联网等前沿技术的优势，并将其融合应用到老龄服务产品和平台中，创造基于 AI 的"陪伴式"智能交互模式。利用人工智能技术，最终实现可视化呼叫、医疗救助、健康管理等功能，在智能化老龄产品的打造上，不能局限在"仅仅是一款智能产品"上，而是为老人打造一种全新的生活方式，让老人可以享受更加便捷、更加美好的晚年生活。

（1）基于电视机的智能化老龄服务系统

基于电视机的智能化健康养老平台，将医疗服务延伸到老人家中，充分发挥"医、护、康、养、孝"五位一体的医养结合新型模式，为老人创造"老有所养、老有所医、老有所乐、老有所学、老有所为"的养老条件，在提高老人生活品质的同时，更好地提升了生命的质量和长度。

①老人的知心朋友"智能语音遥控器"

借助人工智能强大的运算能力，将语音程序植入遥控器中，可识别多种方言，让老人心中所想，都能够通过"语言"表达来实现。看电视时，老人不再为了找片换台发愁，借助强大的智能语音功能，想看什么说出来，电视剧、电影、综艺、戏曲，都可轻松实现。老人还可通过电视机视频聊天，语音呼叫亲朋好友，真正实现"想念不如相见"的夙愿。

②"尽享天伦"的聊天功能

通过智能化平台大数据传输，老人可从电视机端实现与子女的视频、语音聊天，操作非常简单，便于老人使用。老人通过智能遥控器呼叫子女、孙辈、亲戚的名字，系统直接视频打通对方，真人版视频、原声版语音，操作方便快捷、画面清晰、零距离亲密接触，实现电视双向视频聊天。老人在客厅即可实现话家常，全面缓解老人独居孤独、寂寞的困境，让亲情、友情不再有距离，让老人远离孤独带来的各种疾病。

③老人专属家庭医生的远程问诊

智能化服务平台为老人搭建了全天候的专家远程问诊机制。将甄选的优质医疗资源与智能化平台对接，通过平台一键呼叫专家，即可实现视频问答、权威建议、用药指导，为老人提供就医、问诊、上门救助等场景化医疗服务。医疗增值服务有预约挂号、配套专属家庭医生、活动预约等。

④24小时不间断可视化呼叫中心

借助人工智能的大数据云计算，打造适老化的可视化呼叫中心，真正实现从电视TV端到电脑PC端的可视化呼叫。在智能化老龄服务平台搭建紧急呼叫入口，通过呼叫中心，即可拨通救援机构、子女的电话，为老人争取黄金救助时间，从而让老人可以更加从容地应对紧急救助、突发状况，最大限度地保障老人的生命安全。

⑤智能实现客厅里的综合服务

智能化老龄服务平台通过线下整合当地优势资源、线上严格把控质量，云端大数据精准推送，实时调取平台资源对接老人诉求，通过语音即可调用家政、健康、商超、餐饮等资源为老人服务。子女手机 App 端孝心充值，方便老人电视端实时消费。例如，按老人需求，云端大数据精准推送，双向沟通，让智慧超市直达客厅：大数据甄选优质家政资源，打造完善无忧售后体系；实时健康监测，智能筛选食谱，一键下单，送餐上门；根据老人电子健康档案，云端大数据精准推送相应的健康产品或服务，为老人健康保驾护航。

（2）基于 AI 的机器人智能化老龄服务系统

基于 AI 的智能机器人服务系统，不仅具备可视化呼叫、健康管理、远程问诊、视频聊天、家庭相册、生活服务、智能天气播报、科学看护孩子等功能，还做了全面的智能升级服务。未来的人工智能机器人将具备比人更懂人的"情商"，不仅更懂得在生活、健康方面照顾老人，同时在精神方面，也能给来人更多的慰藉，让老人在智能机器人的陪伴下，能够拥有更加完美的"晚年时光"。

（3）基于可视化的智能健康老龄服务系统

基于可视化的智能健康老龄服务系统，将先进的互联网技术、区块链技术及人工智能技术进行深度融合，结合当下医院、社区医院、养老院、敬老院及各地的日间照料中心和社区服务中心的现状，主要的任务就是为周边老人提供健康指导、用药服务、紧急病情救助等。

特点一：结合国内养老现状，打造可视化呼叫中心，实现了从电视 TV 端到电脑 PC 端的可视化呼叫。

特点二：24小时不间断人工服务。系统遵循严格的工作流程，24小时不间断为老人服务，快速处理老人的诉求。

特点三：智能化平台远程操控，最大限度为养老机构、医院、诊所节约人力成本。

特点四：远程真人面对面交流，便于快捷、高效解决机构与老人之间的问题。

特点五：工作站首创可视化医养结合智能新模式，搭建健康管理平台，方便医生查询患者资料，更便于老人和儿女进行自查。

（4）基于健康陪护的智能化老龄服务系统

智能陪护是提高养老机构效率、提升老人幸福指数的重要服务内容之一。智能陪护服务系统平台应用场景主要包括医院、医养结合机构、日间照料中心、养老院、社区医院、诊所等。具体来说，这种智能陪护系统具备以下五大核心优势。

核心优势一：智能化触控技术。基于老人不会使用智能设备的特性，研发人员采用强大、智能、创新的处理器技术，针对老年人的使用习惯进行更有针对性的开发，推出专门针对老年人使用的智能化触控平台，方便老人对陪护端菜单的各项操作。

核心优势二：可视化客户服务端。采用远程控制器、编码器及高清前端摄像头等设施将智能床头陪护端和可视化工作站进行连接。当老人有诉求时，可通过可视化呼叫清晰、准确地向相关客服人员说明情况。

核心优势三：健康数据持续监测。智能床头陪护端配套无线蓝牙健康外设，各项健康数据实时上传，老人随时可监测自身的身体状况，在床头陪护端后台可形成老人的个性化电子健康档案数据库。当老人需要送诊或者急救时，医生可根据数据制订治疗方案，降低误诊率。

核心优势四：子女端 App 远程监控。将健康监测数据上传到子女手机 App。子女可随时了解老人的健康状况，给予合理的干预。另外，子女也可随时通过手机端实现和老人床头端的视频、聊天、图片上传、小视频上传等，让躺卧的老人在无聊寂寞的时候获得精神上的慰藉。

核心优势五：床上实现老人智能化生活。为了实现老人智能化生活，减轻养老机构或者子女压力，智能床头陪护平台整合网络和当地优势资源，为老人增添多项增值服务，如床头端商超、餐馆、家政、金融服务、老年大学、看电视等，让老人"足不出户、脚不下床"即可实现智能化的生活。

第三节　AI 健康体检与智能报告解读

随着人工智能技术的发展，AI 在医学影像识别、疾病辅助诊断、疾病预测干预、个人健康管理、药物研发、虚拟助手、临床科研、公共卫生管理等多个方面均有显著发展。截至 2017 年，中国、美国和欧盟先后发布了国家级 AI 战略发展规划，提示人类历史即将进入以"智能化"为主旋律的第四次工业革命，而在健康体检领域，AI 的理论和技术也将发挥巨大作用。在健康管理中心引入人工智能，方法采用智能化体检系统和全流程导检系统协助受检者快速完成体检过程，并辅以 AI 健检机器人增强体检的体验感。

1. 智能健康体检管理系统构建

健康管理中心使用的 AI 包括智能化体检系统、全流程智能导检系统和 AI 健检机器人三项，具体情况如下。

（1）智能化体检系统。是健康管理中心使用的主系统，基于数据库服务器，并连接登记台、检验样本采集点以及各检查科室工作站，其体检流程包括预约、报到、体检、信息分析、健康评估、制订健康促进方案、体检报告生成，以及检后的跟踪服务等多项内容。

（2）全流程智能导检系统。与体检系统紧密结合，为每个客户提供全程的导检服务；导检服务器通过局域网连接到各个医生端、护士站，智能导诊。从客户开始登记到各个科室检查，体检结束，报告单交回前台，通过导检系统 AI 运算，贯穿整个体检过程的全智能导检系统，在体检中引导待检人员有序体检，缩减体检时间，提升客户满意度。

（3）AI 健检机器人。健康中心的机器人是体检小助手，能通过人脸识别技术自动识别人员信息并播报迎宾送客语，在体检中实时同步客户体检进程，提醒体检异常项，并提供健康养生建议和休闲娱乐多项选择。疫情防控期间还能够对发热、未佩戴口罩人员发出提醒。

2. AI 在智能健康体检中的应用

在健康管理中，体检客户进行体检前首先需要使用智能体检系统的预约功能填写个人信息预约体检；预约成功以后按照预约时间到达体检中心，AI 健检机器人会提示体检项目流程，引导客户使用 AI 全流程导检系统快速体检，提高体检效率并增强客户体检的体验感；检查完成后，提醒体检单交回前台，专家协助分析体检信息进行健康评估，并制订健康促进方案，最后生成体检报告，并且 AI 健检机器人还会在客户离开时播报送客语。

（1）预约管理

通过微信、电话、400 服务专线等多种方法预约，接受个人、团体预订，定制体检套餐或个性化的体检项目。在健康体检中心整体的智能体检系统的应用基础上，可以根据体检中心接待能力情况、上班情况、开展的体检项目情况等合理分配体检时间段及接待峰值等，为医检人员提供统一而完整的预约信息数据图，方便医检人员以直观方式显示当前预约排期、预约峰值、团体预约管理的相关指标，为下一阶段的体检工作提供重要的分流体检人数依据。

（2）导检管理

导检管理分为三个方面，包括受检者客户端、导检台护士端和全科室医生。

①受检者可以通过扫描关注微健康平台，获得本人候诊科室、候诊队列人数、等候时长及科室地理位置等相关信息，使待检者合理安排个人体检进程，快速选择体检和弃检科室。

②导检台护士对当前科室排队人员进行自动排序、自由调整，科室排队人员过多时转移至其他科室，对弃检人员一键删除排队列表。

③全科室医生把控待检者的体检顺序，统计待检/已检人员信息，具有呼叫、重呼、跳过及延后功能，决定优先体检人员并智能计算下一体检诊室。

（3）终检报告

各个科室结果全部录入或产生之后，总检医生再对体检人员进行总检，可以自动总检，对体检中的异常指标以显著的标示予以提示，系统自动产生综合诊断和防治意见。

（4）跟踪服务

具有短信模块，可选择短信通知复诊、报告领取，根据医生特长分配相关体检人员，对查体人员制订回访计划以及建立多条回访记录、回访登记确定。

（5）检后管理

具有实时的重大疾病提醒功能，所有检查项目设定危急值对应报表以及上下限阈值，在个检中实时发现重大疾病，可告知相关科室。其他在体检中的异常指标以显著的标示予以提示，系统自动产生综合诊断和防治意见。

众所周知，进行健康体检是实现疾病预防的重要环节，根据体检结果，医生分析潜在病征或提出健康指导。2017年，国务院印发的《新一代人工智能发展规划》明确指出，"推广应用人工智能治疗新模式新手段，建立快速精准的智能医疗体系"。其中，AI体现了低成本、高效率、提高服务端的"生产力"的核心价值。将AI加入大健康产业可以显著缓解医生资源紧缺，缓解漏诊、误诊的问题，提高医生工作效率。体检中心应用智能化体检系统、全流程智能导检系统及AI健检机器人全方面地完善了体检流程，体现了整个体检过程的智能、高效性。具体表现为：

①统计医检人员的工作量更加便捷，方便体检中心的人员管理。

②体检质量和服务能力均明显提高，且受检者体验感和满意度均显著提升，有利于留住老客户、开拓新客户。

③依托AI，体检报告更科学客观。

3. 医疗影像数据的挖掘和智能学习

医疗影像数据的应用和挖掘目前在国内如火如荼，目前常见的医疗影像类AI开发，主要还是集中在医院的影像科数据的AI应用，如肺部疾病智能辅助诊断（包括常见的肺部结节智能辅助诊断）、肝脏疾病智能辅助诊断、甲状腺/乳腺等脏器的智能辅助诊断等。影像数据通常包括CT片、核磁共振片、超声片、DR片（数字平板X射线片）等。

首先，医院的病理科有大量的临床数据，需要 AI 来智能辅助识别和诊断，因为同影像科医生相比，病理科医生通常需要借助显微镜来审阅样本，容易漏诊，而且比较辛苦。关注这个领域的人工智能应用研发，因为病理科的临床数据通常是确诊的"金标准"，意味着在训练 AI 模型时就可以拿到确诊的临床数据，因此训练好的 AI 模型，其智能诊断的准确度应该会比较高。

其次，超声 AI 同 CT/MRI 扫描的高度自动化相比，超声扫描过程基本上还是手动的，容易受多方面因素的影响，比如超声科医生的经验等。因此对超声来说，人工智能技术的应用应该包括超声扫描过程的智能化质量控制和超声影像智能辅助诊断。

最后，在医学检验环节，也有很好的医疗大数据挖掘的机会，比如通过挖掘和人工智能学习历史以往的检验数据，AI 模型可以判读检验结果，并（把判读结果）推送到相关负责人做最后的审核。如果配合机械臂等自动化设备，完全可以实现智能化医学无人实验室。

4. 体检报告数字化智能解读

人工智能技术提供数据分析技术指标，具有弥补医疗资源短缺、协助医生诊断等优势，AI 技术辅助医疗已是大势所趋。为更好地发挥健康体检的作用和更好地改善人们的健康，将健康体检与人工智能相结合，基于深度学习方法的体检报告智能交互系统，帮助体检者更便捷直观地了解体检结果、快速获取专业的健康指导建议，即通过对人们的亚健康进行干预从而达到改善人们健康目的的体检报告数字化智能分析系统，是当前比较有价值的一项研究和应用。

构建基于深度学习体检报告智能交互系统，结合 AI 对识别到的文本进行分词和关键词匹配，再在 App 界面上进行展示与交互，点击 App 终端词云可以获取专业的健康建议。系统记录体检报告图片，形成一个长期基于用户体检报告的健康建议报告，让体检者能够对自身的健康有一个长期的监控。

体检报告智能交互系统，可以帮助体检者更直观地解读体检报告，自动展示个人历年体检结果新出现的不同关键词，并根据体检所反映的健康问题，直接快速地提供专业合理的建议，不用体检者自行发现与查找，非常高效且简便。

对于高血压、糖尿病等慢性病，要长期监测血压、血糖等指标的动态变化，目前该系统尚不能对同一指标数据跟踪分析其历年变化趋势。同时，医疗大数据具有一定隐私性、安全性等。我们接下来将从以下方面对该系统进行完善：①通过对体检者体检报告各项指标的历年数据进行大数据分析，挖掘各项指标变化与疾病之间更多的潜在联系，给体检者提供更多、更全面的医疗建议；②进一步完善健康数据库，扩充更多类型的疾病关键词的专业建议；③对该系统进行加密，保护体检者的隐私，确保数据安全。

综上，交互系统使体检者不仅可以了解自身的健康状况，了解某一疾病的动态变化，还可以获得科学的健康改进建议，做到疾病早发现、早干预、早治疗，努力改善体检者的身体健康，使体检更有实际意义。

第四节 人工智能深度赋能保险全产业链

全球 GPT 保险领域应用正在加快推进，从销售助理、智能客户、核保核赔多场景赋能保险产业链。考虑到 ChatGPT4.0 浪潮下的 AI 大模型多集中于自然语言处理领域，短期来看，AI 大模型在保险领域的应用将主要集中在前端的智能客服、销售人员赋能（销售助理）方面，但随着数据与训练的积累，长期来看，随着 ChatGPTs 自定义的发布，AI 大模型有望向个性化产品定价、核保核赔、风控减损等多场景延伸，深度赋能全产业链。

1. 智能定价提升保险产品的差异化

大数据、人工智能等技术的发展，为保险公司进行科学合理的差异化定价提供了新的契机。保险公司可以结合客户的生活习惯、年龄、投保经历等基础信息，在大数据的基础上，通过人工智能的应用挖掘投保人的保险偏好，有针对性地设计投保策略、组合方案，为每一位客户量身定制保险产品并提供差异化定价。例如，大数据及人工智能技术将深刻影响延续数百年的寿险精算定价，使之更精准、更适合不同个体在不同年龄段的具体情况。再如，目前的出境意外险产品在定价时也鲜有对出行目的地进行区分。在现实的场景中，客户去不同国家的保障重点差异很大。同为发达国家，去美国需要加大医疗意外险的保障，因为在美国医疗费用较高；去欧洲一些医疗高福利国家，则可以加大财产损失的保障比例。大数据及人工智能为持续跟踪客户出行情况，设计差异化产品及定价，提供了技术支撑。

保险的链条很长，包括设计、精算、客户端、核保、销售、服务、理赔和咨询等多个环节。很多环节存在的问题都需要利用保险科技的手段来解决，比如供方的降本增效、需方的消费教育等，这些问题的存在也倒逼保险科技的发展。另外，保险产品本身的创新也缺乏精细化，比如健康保险，除了传统的产品，还应该有针对孕期、试管婴儿的细分场景。在"互联网 +"的赋能下，如何解决普惠保险的个性化差异化定价、产品服务形式的创新等，都成为行业痛点，也是保险科技应用的前进方向。

2. 富有个性化需求的智能保险配置

AI 经过深度学习和对大量解决方案的模拟运算，能够根据用户提供的个人信息量身定制合适的保险配置方案，扮演"AI 保险规划师"的角色。

人工智能技术的应用使得承保环节有望在未来实现完全自动化。依托于保险公司的内部数据和从应用程序接口或外部提供商获取的外部数据，保险公司可通过人工智能技术从海量数据中实现客户画像，识别用户需求、偏好和风险状况，进而为客户提供个性化保险产品和定价，以适应客户的生活习惯。未来，在承保和定价流程中，人工智能技术将改进客户投保体验，不断创造高频碎片化、差异化的个性化保险产品，让客户享受多样化的增值服务，实现保险行业"以客户为中心"的核心目标。

AI 相较于代理人设置可不受产品热度、销售佣金等因素影响，测试结果显示，通过"省心配"配置保险方案，能为用户节省约 30% 的预算。但需明确的是，长期险具有长期性、无形性的特点，消费者支付保费后获得的是无形的风险保障，获得感仅在出险后方能得到，因此，客户购买保险产品要么是出于对产品的足够认同，要么是对销售人员的足够信任，两者现阶段都很难通过 AI 实现。因此，我们认为，中长期来看，AI 保险产品配置推荐仍仅适用于低单价的简单型产品，如意外险、百万医疗、定期寿险等。

3. 智能开发提升保险产品吸引力

对满足个性化需求的产品进行程序化智能设计，人工智能可以帮助保险公司摆脱以往个性化产品设计所需专人专项的烦琐工序，利用机器学习算法对以往个性化产品的设计原则和方法进行分析，将分析后得出的规律储存至下次个性化险种设计的备案中。

当前，AI 在保险产品开发方向的应用依然较少，且主要应用于车险领域的定价场景。当前我国较为标准化的海量医疗行为数据主要掌握在医保局、卫健委手中，市场数据仍较为匮乏，创新型产品开发动力不足，因此一定程度上延缓了 AI 技术在产品开发领域的应用。但自 2022 年以来，我国医保局已开始积极探索数据要素放开，预计放开后将为保险公司多样化产品设计提供数据支撑，从而带动 AI 技术在产品开发领域的应用。

首先，AI 数据处理与分析能力相较于人工优势显著，可更好地识别和利用隐藏在数据中的趋势、风险因素等，帮助精算师更好地理解风险和预测未来的发生率；

其次，通过分析市场趋势、客户需求和风险因素，AI 可以为产品精算人员提供个性化的保险建议和方案，助力保险公司创新性、具备吸引力的产品的开发。

4. AI 保险定损理赔及风险管控

AI 在核保理赔领域已有广泛探索，在线定损、在线理赔为主要应用场景。

（1）AI 智能定损

AI 智能定损主要应用于车险领域，利用图像识别和智能算法等技术，通过对案件现场照片风险点的分析、车损照片细节的处理、与历史影像比对等手段，有效识别车辆损失程度，并判断是否存在故意制造交通事故、套用车辆牌照等欺诈行为，提升理赔时效。

（2）AI 智能理赔

保险公司通过远程采集车险事故照片，经人工智能深度学习图像识别检测技术，对受损位置进行分解定位、角度还原、去反光、云端自主学习比对等操作，在几秒钟之内就能给出准确的定损结果，包括受损部件、维修方案、价格以及出险后对来年保费的影响等。在实测中，准确率已经和行业内具有10年从业经验的专家相当。可以大大降低车险理赔中的人力以及时间成本，提高自动化程度，显著减少客户等待时间，提升理赔服务满意度；也能帮助保险公司（尤其是新成立的公司）迅速构建理赔能力，专注于提供差异化的理赔服务。

（3）AI风险管控

利用人工智能，能够有效提高保险行业风险决策以及反欺诈的能力。在保险行业的发展中，长期以来都受到欺诈信息的影响。盗卖投保人信息、被保险人信息以及虚假理赔的发生都为保险公司带来了严重的影响。

近年来，大数据与机器学习分析方法在理赔中的应用，极大地提高了欺诈识别、监控以及决策的能力。随着理赔数据的积累，基于机器学习与大数据的量化决策模型通常能够更有效地识别欺诈风险，优化理赔流程。与基于策略的审核相比，机器学习算法可以同时定位多种欺诈行为，减少不合理的赔付，降低行为成本。例如在车险理赔中，利用维修项目及配件的内在关系，可以通过机器学习模型计算出各项指标的出险概率，从而能够定位相应的理赔案件，并通过监控提示保险公司关注相关联的服务商、查勘员、定损员。在健康险报销中，根据患者既往病史等相关信息，对报销记录的欺诈、过度医疗倾向性进行预测评分。

AI在风控减损领域的应用具体可分为事前预防减损与防欺诈两大场景。减损方面，当前行业应用主要集中于财险的非车险领域，将人工智能与地球科学、大数据等技术相结合，提供自然灾害风险预警，最大限度地降低损失；风控方面则主要是通过各项防欺诈技术的应用降低骗保风险。

智能保险围绕人工智能、区块链、物联网、云计算、大数据、车联网、无人驾驶、无人机、基因检测和可穿戴设备等重要技术，通过"互联网+"将其应用到整个保险行业固有的生产或经营过程中，引领保险营销和服务步入真正的智能时代。国内上市险企 AI 技术布局已较为深入，我国保险业 AI 领域布局多年，已形成较为成熟的 AI 全场景化应用，沉淀了丰富的应用数据和场景，在 AI 大模型催化下，AI 效能有望进一步提升。

第五节　智能旅游与虚拟旅游体验

1. 人工智能在健康旅游方面的应用

健康旅游是一种将旅游和健康相结合的方式，旨在让人们在享受自然风光的同时，增强身体健康和心理健康。随着人们生活水平的提高和健康意识的增强，越来越多的人开始关注自己的健康，而健康旅游也成为人们追求健康的一种方式。

智能健康旅游是指通过人工智能技术，将旅游与健康相结合，提供全方位、个性化、智能化的服务，以促进旅游业的升级转型和健康产业的发展。智能健康旅游不仅关注旅游过程中的身体健康，还注重旅游对人们心理健康的积极影响，将旅游作为一种健康生活方式加以推广。

（1）健康旅游的概念和分类

健康旅游是一种以健康为主要目的的旅游活动，它包括两个主要方面：一是以健身、减肥、增肌等为目的的身体健康旅游；二是以放松心情、减轻压力、提升心理健康水平等为目的的心理健康旅游。根据不同的分类标准，健康旅游可以分为多种不同的类型。按照旅游形式可以分为团体健康旅游和散客健康旅游；按照旅游主题可以分为医疗旅游、养生旅游、户外探险等；按照旅游地点可以分为城市健康旅游、乡村健康旅游等。

（2）智能旅游健康服务的应用

①智能行程规划。通过人工智能技术，智能行程规划可以根据用户的兴趣、偏好、身体状况等，为其量身定制旅游行程。同时，还可以根据天气、交通、景区状况等实时信息，为用户调整行程，确保旅途的顺利进行。

②智能健康管理。智能健康管理是利用人工智能技术，对用户的身体健康状况进行实时监测、评估和干预。通过可穿戴设备、移动应用等手段，收集用户的身体数据，如心率、血压、睡眠质量等，并进行分析，为用户提供个性化的旅游行程及旅游项目建议和预警，减少突发风险，保障生命安全。

③智能心理健康服务。智能心理健康服务是通过人工智能技术，为旅游者提供心理支持和干预。通过在线咨询、智能问答等方式，解决旅游者在旅途中遇到的心理问题。同时，还可以通过心理测试和评估，为旅游者提供个性化的心理健康建议和指导。

（3）智能旅游技术的应用

①语音交互与智能导览。语音交互与智能导览是人工智能在智能旅游方面的重要应用之一。通过前端降噪、语音识别、语义理解、人声合成等 AI 技术，智能导游可以提供更加便捷、人性化的服务。

语音交互是指通过语音识别技术实现人机交互。在智能旅游中，语音交互技术可以让游客通过语音指令获取旅游信息、订购门票、查询路线等。例如，游客可以在景区内通过语音指令获取景点的讲解信息、表演时间等。此外，语音交互还可以实现多语言翻译功能，为不同语言的游客提供无障碍沟通服务。

智能导览是指通过人工智能技术实现自动导览。在景区中，游客可以通过智能导游的自动导览功能，了解景点的历史背景、文化内涵等信息。同时，智能导览还可以通过 AR 技术实现实景导航，为游客提供更加直观、准确的导航信息。

②智能推荐与智能规划。智能推荐与智能规划是指通过大数据和人工智能技术，分析用户的消费习惯和消费模式，为用户提供最佳的旅游路线和个性化服务。

智能推荐是指根据用户的兴趣爱好和历史行为，为其推荐合适的旅游产品或服务。例如，旅游服务平台可以通过对用户的历史订单、搜索记录等信息进行分析，为其推荐最合适的酒店、景点、餐饮等。同时，智能推荐还可以根据用户的旅游需求和预算，为其提供最佳的旅游方案。

智能规划是指通过人工智能技术实现旅游路线的规划。在旅游中，游客可以通过智能规划功能，了解最佳的旅游路线和游览顺序，提高旅游的效率和质量。同时，智能规划还可以结合用户的兴趣爱好和历史行为，为其提供个性化的旅游路线规划。

③智能服务机器人。智能服务机器人是人工智能在智能旅游方面的另一种应用。通过引入智能服务机器人，酒店可以实现自助入住、送物、引领等功能，提高服务效率和质量。

通过引入智能服务机器人，酒店可以实现自助入住功能。游客可以在机器上输入身份信息、选择房间类型和入住时间等信息，完成自助入住手续。这种方式不仅可以提高入住效率，还可以降低人为错误和信息泄露的风险。

智能服务机器人还可以实现送物服务。游客可以通过机器输入物品信息和送物时间等信息，机器人会自动将物品送到指定地点。这种方式可以为游客提供更加便捷的服务体验。

智能服务机器人还可以实现引领服务。在酒店中，机器人可以通过人脸识别技术或房卡信息等，为游客提供指引服务。例如，机器人可以根据房卡信息将游客引导到指定的房间或地点。这种方式可以提高游客的入住体验和服务质量。

④人脸识别与智能安防。人脸识别与智能安防是人工智能在智能旅游方面的另一种应用。通过人脸识别技术和智能安防系统，可以实现游客的身份认证和安全保障功能。

人脸识别技术是指通过分析人脸图像信息，实现身份认证和识别功能。在旅游中，人脸识别技术可以应用于景区入口、酒店入住、游乐设施等场景。例如，景区可以通过人脸识别技术实现快速入园功能；酒店可以通过人脸识别技术实现快速入住和退房功能等。这种方式不仅可以提高效率，还可以保障游客的安全和保护其隐私。

智能安防系统是指通过人工智能技术和视频监控系统等手段实现安全保障功能。在景区中，智能安防系统可以实现实时监控、异常行为检测等功能。例如，系统可以通过视频监控技术实现景区内的实时监控；还可以通过人工智能技术检测异常行为和危险情况等。这种方式可以为游客提供更加安全和放心的旅游环境。

⑤虚拟现实与增强现实（VR/AR）技术。虚拟现实与增强现实（VR/AR）技术应用在旅游行业中，除了能够提供基本的吃、住、行、游、购、娱等旅游体验，还具备一些特殊的应用价值。

首先是能够提供更加个性化的体验和服务，其次是能够解决一些传统旅游业无法解决的问题，再次是能够提高安全性并减少风险，同时能够降低成本和提高效率等优势；最后将会成为旅游业发展的一种新趋势！

⑥智能预测与决策支持。人工智能的另一项重要应用是智能预测和决策支持。通过大数据分析和机器学习，智能旅游系统可以预测旅游趋势、游客行为和市场需求，为旅游企业和决策者提供有力支持。

智能预测是指利用大数据和机器学习技术，对旅游市场趋势、游客行为和需求进行预测。通过分析历史数据和实时信息，智能预测可以帮助旅游企业预测未来的客流量、旅游需求和游客偏好等。这有助于企业提前做好资源调配、市场策略和产品优化等决策，提高运营效率和服务质量。

智能旅游系统还可以为决策者提供决策支持。通过数据分析和可视化工具，系统可以呈现旅游市场的现状和发展趋势，帮助决策者制定科学、合理的政策和规划。例如，政府部门可以利用智能旅游系统的数据和分析结果，制定旅游产业发展战略、旅游旺季应对策略等。同时，企业也可以根据系统提供的决策支持，调整产品定位、市场推广策略等，以适应市场需求和竞争环境。

2. 智能全程旅游服务

智能服务贯穿旅游者的整个行程，从出发前的行程规划、攻略查询、产品预订到行程中的位置服务、签到分享，再到旅游后的社交媒体分享、在线点评、图片分享和攻略写作，智能服务使旅游变得更加简单。

（1）行前智能化服务

我们出发去往目的地前，行和住无疑是两大重点考虑问题，交通工具、住宿酒店、游览景点等都是出发前需要优先考虑和选择的。这就涉及往返车票的购买、酒店房间的预订、景点门票的预订和购买等一系列问题。旅游者可以根据自身的需求在网上或移动端提前预订或购买。

行程规划在整个旅游产业链中的地位非常重要。首先，它是后续服务的入口，游客只有做好了行程规划才会选择下一步的各类服务。其次，它也是后续服务的基础，游客的行程规划一定程度上决定了后续服务的需求与选择。从当下的客观实际来看，一方面这一入口需要扩大；另一方面这一基础也需要起到更有效的作用。因此，很多公司选择以智能规划作为切入点，为用户定制旅游行程。其中，具有代表性的是百度旅游、穷游行程助手、妙计旅行和玩美自由行。

旅游攻略能够为用户提供真实有效的目的地相关信息，不但能够帮助用户制定正确的旅行决策，而且可以帮助用户预先解决旅行中可能遇到的问题。旅游者在出游前，特别是对于自助旅游者而言，提前做好一份行程攻略是十分有必要的，而在自行制作行程攻略时参考其他游客写出的详细完整的旅游攻略无疑是非常好的选择，不仅可以节省时间，还会对自己的路线安排有一定的帮助。

旅游者在出游前规划好行程后，紧接着就是预订服务。往返车票的购买、所选酒店的预订、景点门票的预订购买以及其他相关旅行服务的预订，对旅游者来说都是极其重要的，关系到整个旅程的质量。旅游者到达目的地后，希望像当地人一样生活，本地生活服务类网站就可以让旅游者在出游前选择在当地吃饭、娱乐的地点，从而使旅程更加丰富。现有的提供预订类服务的网站可分为以下三类：OTA 类，如携程、去哪儿、途牛旅游网等；团购类，如百度福米、美团等；票务类，如驴妈妈、铁路 12306 等。

（2）行中智能化服务

在旅游过程中，旅游者会使用地图类应用进行公交线路查询或自驾导航等，使用基于位置的服务来寻找周边美食和娱乐活动等，并即时与外界分享自己的旅游感受。在景区游览过程中，旅游者可通过手机、电脑和触摸屏等终端实时了解景区景点的情况，可以点击某一景点了解相关信息并实现随身导览。因而，行中智能化服务可以分为位置服务类、随时分享类和景区服务类。

行中位置服务类应用可分为地图类，如百度地图、高德地图；基于移动位置服务类，如大众点评；签到应用类，如微博签到、街旁等。现在地图类工具借助自身优势不断向 LBS 渗透已成为趋势。旅途中旅游者还可随时分享，大多通过社交工具实现，如微信、微博、腾讯 QQ 等。

来到景区，游客无须排队，可以通过刷电子门票或者二维码直接进入景区游览。在景区里，游客可以使用免费 Wi-Fi，通过导航地图、语音导览进行自助旅游，通过触摸屏查看景区旅游信息，通过 360 度全景查看景区及周边情况，通过微信"摇一摇"摇出各类信息，享受智慧景区带来的便利。

（3）行后智能化服务

在旅行结束后，旅游者或选择微信朋友圈、微博等社交媒体进行总结分享，或在 TripAdvisor、携程、去哪儿等在线旅游网站进行点评分享，或通过 Flickr、Instagram 等图片共享网站进行旅行美图分享，抑或将整个旅程写成攻略发布在马蜂窝、穷游等网站供他人参考。旅游者不再局限于某一种途径的分享，他们会选择几种方式组合在不同类型网站同时进行分享。

3. 虚拟旅游在智能旅游中的特点

虚拟旅游为人们提供了一种全新的旅游体验方式。通过虚拟现实技术，用户可以足不出户地游览世界各地的景点，感受不同地域的文化和风土人情。这种体验方式对于那些由于年龄、健康状况或其他限制无法亲自旅行的人来说，尤其具有吸引力。

在虚拟旅游中，用户可以通过头戴式显示器和手柄等设备，身临其境地感受旅游场景。虚拟旅游不仅提供了视觉上的体验，还通过声音、气味等感官的模拟，使用户能够更加真实地感受到旅游的乐趣。例如，用户可以在虚拟环境中听到海浪拍打沙滩的声音，感受到海风拂过脸庞的气息，甚至品尝到当地的特色美食。

虚拟旅游还可以作为旅游规划和准备的有力工具。在决定旅行目的地和行程时，用户可以通过虚拟旅游了解目的地的实际情况，制订更为合适的旅行计划。通过虚拟游览，用户可以提前了解目的地的景点、交通、住宿等情况，为实际的旅行做好充分的准备。

此外，虚拟旅游还可以提供实时的旅游信息和天气预报等实用信息。用户可以通过虚拟旅游平台获取目的地的天气情况、交通状况、住宿推荐等信息，以便更好地安排旅行计划。同时，虚拟旅游平台还可以为用户提供旅行攻略和旅行故事分享等服务，使用户能够更加全面地了解目的地的情况。

虚拟旅游体验是一种非常新颖和有趣的旅游方式，它通过虚拟现实技术将旅游的体验和感受带到了用户的身边，让用户可以随时随地体验旅游的乐趣。这种体验方式不仅具有高度的真实感和沉浸感，还提供了更多的选择和自由度，让用户可以更加深入地了解旅游的目的地和文化背景，同时突破了时间和空间的限制，让旅游变得更加便捷和高效。这种体验方式具有以下特点。

①沉浸感：虚拟旅游能够让用户身临其境地感受旅游场景，产生沉浸式的体验，仿佛真的置身于旅游环境中。

②交互性：用户可以在虚拟环境中进行操作和互动，例如移动、观看、听闻等，增强用户的参与感和交互性。

③多样性：虚拟旅游可以模拟各种旅游场景和旅游活动，包括自然风光、历史遗迹、城市文化等，同时可以结合不同的文化和节日，提供多样化的体验。

④便捷性：虚拟旅游不受时间和地点的限制，用户可以在任何时间、任何地点进行体验，同时省去了实际旅游中的交通、住宿等费用。

⑤安全性：虚拟旅游可以避免实际旅游中的风险和安全问题，例如天气、交通等，保障用户的旅游安全。

虚拟旅游体验，通过虚拟现实技术，将旅游场景和环境模拟出来，让用户身临其境地感受旅游的乐趣。通过增强现实技术，将虚拟元素和实际场景相结合，增强用户的视觉和听觉体验。通过三维建模技术，对旅游场景和环境进行数字化建模，实现虚拟旅游的多样性。通过交互设计，增强用户的参与感和交互性，使用户能够更加深入地体验虚拟旅游。

4. 智能化虚拟旅游的场景运用

2015年底，大型旅游网站赞那度宣布发行中国第一个用于虚拟旅游的VR App，可以使用户设身处地感受旅游目的地。国内的旅游网站"去哪儿网"与"五洲传播中心"集团签约成为合作伙伴，致力于智慧旅游营销，携手共同推进"VR+旅游"平台的建设，并合作建立了"第三星球"等多媒体旅游体验平台。目前，"第三星球"网站已经变成了我国最大的三维系统旅游资源数据库，是国内发展虚拟旅游的先驱实践者。

虚拟旅游是在大众旅游发展成熟后，在计算机软硬件技术、虚拟现实技术、3D互联网、人体模拟等相关软件的不断成熟下而发展起来的一种全新的旅游形式。虚拟旅游体验是指通过虚拟现实技术，让用户在计算机或移动设备上模拟旅游的过程，以获得旅游的感受和体验。这种体验方式具有沉浸感、交互性、多样性、便捷性和安全性等特点，使得用户可以在任何时间、任何地点进行身临其境的旅游体验。

（1）虚拟旅游体验在旅游进入过程中的应用

在旅游进入过程中，虚拟旅游体验可以通过以下方式进行应用。

虚拟旅行预备：在决定旅行目的地和行程安排时，用户可以利用虚拟现实技术进行预览和体验。通过模拟实际旅游场景，用户可以更加直观地了解目的地的情况，为旅行做好充分的准备工作。

虚拟签证和购票：通过与相关部门合作，虚拟旅游体验平台可以实现在线签证和购票功能。用户在完成虚拟旅游体验后，可以直接进行签证申请和门票购买，极大地简化了旅行准备工作。

虚拟交通工具预订：利用虚拟现实技术，用户可以在体验过程中直观地感受旅行过程中的交通情况。在预订交通工具时，用户可以更加准确地选择适合自己的出行方式。

（2）虚拟旅游体验在食宿过程中的应用

在食宿过程中，虚拟旅游体验可以通过以下方式进行应用。

①虚拟餐饮体验。通过模拟各地的美食和餐饮文化，用户可以在虚拟环境中品尝到各种地道的美食。同时，用户还可以通过虚拟现实技术了解当地的饮食文化和历史背景，丰富自己的旅行体验。

②虚拟住宿体验。通过与各大酒店合作，虚拟旅游体验平台可以提供虚拟住宿服务。用户可以在虚拟环境中体验各个酒店的房间布局、设施配置和

服务质量等，以便在预订酒店时做出更加明智的选择。

③虚拟购物和娱乐体验。在虚拟环境中，用户可以购买当地的特色商品和纪念品，还可以参与各种娱乐活动。通过这种方式，用户可以在旅行过程中更加深入地了解当地的文化和风土人情。

（3）虚拟旅游体验在旅游游玩项目设计中的应用

在旅游游玩项目设计中，虚拟旅游体验可以通过以下方式进行应用：

①虚拟探险和冒险。通过模拟探险和冒险场景，为用户提供刺激的体验。例如，可以模拟攀岩、跳伞、漂流等户外运动项目，使用户在安全的环境中进行体验和训练。

②虚拟文化体验。与当地文化机构合作，提供各类文化体验活动。例如，可以模拟当地的传统手工艺制作、民俗表演和文化遗产展示等，使用户更加深入地了解当地的文化和历史。

③虚拟生态保护教育。通过模拟生态环境和动物栖息地等场景，向用户普及生态保护知识。在游览过程中，用户可以了解当地的生态环境现状和保护措施，提高自身的环保意识。

④虚拟互动游戏。设计一系列与当地文化、历史和风土人情相关的互动游戏，使用户更加积极地参与其中。例如，可以设计解谜游戏、寻宝游戏等，使用户在游戏中了解当地的历史文化和地理知识。

随着技术的不断进步和普及，虚拟旅游体验的沉浸感和真实感将得到进一步提升。同时，随着5G、云计算和物联网等技术的发展，虚拟旅游体验的交互性和多样性也将得到极大丰富。此外，随着人们对旅游体验的需求不断升级，虚拟旅游体验将成为一种重要的旅游方式，为旅游业的发展注入新的活力。

第六节　智能美容与个性化皮肤健康护理

人工智能已经在美容养生行业产生了深远的影响，为行业带来了巨大的创新和机遇。通过运用 AI 技术，美容养生企业可以更高效、精准地为客户提供个性化服务，提升客户体验和增加客户黏性。本节将详细分析 AI 在美容养生行业的优势、行业发展前景以及个性化服务应用场景等方面的内容。

1. AI 智能化在美容养生行业的优势

（1）提高效率和准确性

AI 技术可以快速、准确地处理大量数据，从而提高美容养生企业的工作效率。通过 AI 算法，企业可以自动化地分析客户数据，减少人工干预，降低错误率。例如，AI 可以帮助企业快速筛选出适合特定皮肤类型的护肤品，并自动推荐给客户。

（2）个性化服务

AI 技术可以根据客户的皮肤类型、肤质、护理需求等因素，为其提供定制化的护肤方案和产品推荐。这种个性化服务能够更好地满足客户的需求，提高客户满意度。例如，AI 可以通过分析客户的皮肤图像和历史数据，为客户提供定制化的护肤建议和产品推荐。

（3）辅助诊断和决策

AI 技术可以辅助进行皮肤疾病的诊断，提高诊断的准确性和效率。此外，AI 还可以为美容养生企业提供数据驱动的决策支持，帮助企业优化产品研发、市场策略等。例如，AI 可以通过分析皮肤病理学图像来辅助皮肤科医生进行皮肤疾病的诊断。

（4）智能化皮肤治疗

人工智能可以通过深度学习和机器学习等技术，为皮肤治疗提供更加精准和个性化的方案。例如，通过分析皮肤病理图像和诊断信息，人工智能可以辅助医生进行皮肤疾病的诊断和治疗。通过分析皮肤病理图像和诊断信息以及患者的病情和需求，推荐个性化的治疗方案和建议，提升治疗效果和患者满意度。

（5）智能化产品研发

人工智能可以通过分析市场数据和消费者反馈等信息，帮助企业预测市场需求和消费者喜好。根据这些数据和反馈信息，企业可以有针对性地开发新产品，提高市场竞争力。此外，人工智能还可以通过机器学习等技术对现有产品进行优化和改进，提高产品的质量和效果。这些智能化产品研发可以提高企业的市场竞争力，增加产品的销售额。

（6）提高营销推广效果

AI技术可以根据客户的消费行为、购买偏好等因素，为客户提供定制化的产品推荐和优惠信息。通过社交媒体等渠道的推广，可以提高客户的购买意愿和忠诚度。例如，AI可以通过分析客户的购买记录和浏览行为来推荐适合客户的产品和优惠信息，从而提高营销效果。

（7）智能客户服务

AI技术可以为客户提供24小时在线的咨询和服务，解答客户的问题和疑虑。通过聊天机器人等技术，企业可以在短时间内快速响应客户需求，提升客户满意度。通过自然语言处理技术，客服系统可以自动回答客户的问题，提高客户服务的效率和质量。同时，通过计算机视觉技术，企业可以实时监控客户的情绪和反应，及时调整服务策略，提升客户满意度。

2. 智能美容行业发展前景

随着技术的不断进步和美容养生行业的持续发展，AI 在美容养生行业的应用将变得更加广泛和深入，我们可以预见到以下几个方面的发展趋势。

（1）个性化服务更加精准

随着大数据和机器学习技术的发展，AI 将更加准确地分析客户需求，提供更加个性化的服务。通过深度学习技术，AI 可以学习不同皮肤类型和问题的解决方案，提供更加专业的诊断和建议。例如，AI 可以通过深度学习技术来识别皮肤问题并提供相应的解决方案。

（2）智能化供应链管理

未来，AI 将在供应链管理中发挥更大的作用。通过智能预测和优化算法，企业可以更准确地预测市场需求，优化库存管理和物流计划。这将降低成本并提高效率，为客户提供更好的服务。例如，AI 可以通过分析历史销售数据和市场趋势来预测产品的需求量，从而优化库存管理和物流计划。

（3）智能家居与健康监测

结合智能家居设备，AI 可以实时监测客户的健康状况和生活习惯。这种监测可以扩展到客户的饮食、运动、睡眠等方面，帮助客户更好地管理自己的健康。同时，智能家居设备还可以与美容养生产品形成智能联动，提升客户的体验和满意度。例如，AI 可以通过分析客户的健康数据和生活习惯来为其提供个性化的护肤建议和产品推荐。

（4）虚拟现实技术与增强现实技术的应用

随着虚拟现实（VR）和增强现实（AR）技术的发展，AI将与这些技术相结合，为客户提供更为沉浸式的美容养生体验。客户可以在家中或专业机构体验到类似SPA的放松和美容服务，提高服务的便捷性和舒适性。例如，客户可以通过VR技术在家里体验专业的SPA服务。

（5）社交媒体与内容营销的深度整合

AI将在社交媒体平台的内容营销和推广上发挥更大的作用。通过深度学习和自然语言处理技术，AI可以生成更加自然和个性化的推广内容，提高广告点击率和转化率。同时，AI还可以帮助企业更好地监控舆情和市场动态，及时调整营销策略。例如，AI可以通过分析社交媒体数据和市场趋势来生成个性化的广告内容并推广给目标客户群体。

（6）跨界合作与创新

未来，美容养生行业将更加注重与其他行业的跨界合作和创新。例如，与医学、营养学等领域的合作可以让美容养生产品更加科学和有效。同时，新技术如区块链也可以用于产品溯源和品质控制等方面，增强消费者的信心。例如，美容养生企业可以与医学机构合作开发针对特定皮肤疾病的护肤品和治疗方案。

3. 个性化皮肤护理及智能健康管理场景

（1）个性化护肤方案

AI可以根据客户的皮肤类型、肤质、护理需求等因素，为其提供定制化的护肤方案和产品推荐。这种个性化服务能够更好地满足消费者的需求，提升客户满意度。例如，AI可以通过分析客户的皮肤图像和历史数据，为客户提供定制化的护肤建议和产品推荐。

（2）智能皮肤健康监测

结合智能家居设备，AI可以实时监测客户的皮肤健康状况，包括皮肤水分、油脂分泌、皮肤弹性等指标。这种监测可以扩展到客户的饮食、运动、睡眠等方面，帮助客户更好地管理自己的皮肤。同时，智能家居设备还可以与美容养生产品形成智能联动，提升客户的体验和满意度。例如，AI可以通过分析客户的皮肤健康数据和生活习惯来为其提供个性化的护肤建议和产品推荐。

（3）智能健康管理

人工智能可以通过智能可穿戴设备和手机应用等途径，实时监测和分析用户的健康状况，根据客户的健康数据和生活习惯，为其提供个性化的健康管理方案。例如，通过监测用户的血压、心率、睡眠质量等指标，AI可以分析用户的健康状况和趋势，为用户提供相应的建议和指导。这种管理方案可以包括饮食、运动、药物等方面的建议，帮助客户更好地管理自己的健康。同时，AI还可以根据客户的健康数据和生活习惯，为其提供个性化的美容养生建议和产品推荐。例如，AI可以通过分析客户的健康数据和生活习惯来为其提供个性化的护肤建议和产品推荐，提高用户的生活质量和健康水平。

（4）智能化美容手术设计

人工智能可以通过计算机辅助设计和虚拟现实等技术，辅助美容医生进行手术设计和模拟。通过输入患者的医学图像和美容需求等信息，人工智能可以生成手术方案和模拟效果图，帮助医生更好地了解手术效果和风险。此外，人工智能还可以根据患者的需求和特征，推荐相应的手术方案和技巧，提高手术效果和安全性。

（5）智能美妆助手

AI可以根据客户的肤质、肤色、妆容需求等因素，为其提供定制化的妆容建议和产品推荐。这种个性化服务能够更好地满足消费者的需求，提高客户满意度。同时，AI还可以根据客户的妆容需求和肤质，为其提供定制化的护肤建议和产品推荐。

总之，人工智能在美容养生行业的应用正在不断扩展和深化。通过提高效率和准确性、提供个性化服务、辅助诊断和决策、优化供应链管理、提高营销推广效果等，AI正在为美容养生行业带来巨大的创新和机遇。未来，随着技术的不断进步和行业的持续发展，AI将在美容养生行业发挥更大的作用，为消费者提供更优质、更个性化的服务。

第七节　大健康 AI 休闲养生

1. 足疗按摩机器人开启 AI 智能化足浴新时代

人工智能足疗按摩机器人是一种集成了人工智能技术和传统足部保健功能的智能设备。它可以通过智能识别技术，自动识别人体足部状态、温度以及血氧饱和度等数据，并根据用户的需求提供个性化的足部按摩、理疗等服务。这种设备的出现，让人们在繁忙的生活中，能够轻松享受到专业的足部保健服务，提升生活品质。

（1）人工智能足疗按摩机器人产品功能

①自动识别。人工智能足疗按摩机器人采用了先进的传感器和图像识别

技术，可以自动识别人体足部状态，如疲劳程度、温度和血氧饱和度等，从而提供更为精准的个性化服务。

②多种功能。人工智能足疗按摩机器人具备多种功能，如恒温、按摩、理疗等，能够满足不同用户的多种需求，提供更为全面的足部保健服务。

③智能化。通过内置的智能控制模块，足疗按摩机器人可以根据用户的足部状态和疲劳程度，自动调整按摩力度、温度和时间等参数，实现了智能化操作，提高了使用便利性。

④安全可靠。人工智能足疗按摩机器人采用高品质材料制作，具有防水、防电击等安全保护功能，用户可以放心使用。

（2）人工智能足疗按摩机器人应用场景

①家庭场景。人工智能足疗按摩机器人适用于家庭场景，可以帮助家庭成员缓解工作疲劳、舒缓身心。

②医院场景。在医院的康复科、老年科等科室，人工智能足疗按摩机器人可以辅助治疗多种足部疾病，提高患者康复效果。

③养生会所场景。人工智能足疗按摩机器人适用于养生会所、足浴店等场所，为顾客提供更为舒适、专业的足部保健服务，提高会所的竞争力。

④机场高铁站。人工智能足疗按摩机器人越来越多地出现在机场、高铁站，方便更多客户缓解旅途疲劳、放松身体和心情。

人工智能足疗按摩机器人作为一种新型的智能健康设备，具有自动识别、多种功能、智能化和安全可靠等优点。它适用于家庭、医院、养生会所等多种场景，为人们提供了更为便捷、高效的足部保健服务。随着人工智能技术的不断发展，足疗机的功能和应用范围还将不断扩展，为人们的健康生活带来更多便利和舒适。

（3）人工智能足疗按摩机器人的应用优势

①服务效率提升。人工智能足疗按摩机器人可以提供标准化的按摩服务，能够快速、准确地完成足部按摩和穴位刺激等操作，节省了人力操作的时间和精力，提高了服务效率。

②标准化操作。通过人工智能技术，人工智能足疗按摩机器人可以按照预设的程序进行操作，确保了按摩过程的标准性和规范性，避免了人为因素对服务质量的影响。

③个性化服务。人工智能足疗按摩机器人能够根据用户的需求和身体状况，提供个性化的按摩方案和服务建议，满足了不同用户的需求。这种个性化的服务能够提高用户的满意度和忠诚度。

④运营成本降低。相较于传统的人力按摩服务，人工智能足疗按摩机器人的使用可以降低人力成本、培训成本以及管理成本等，为企业节约运营成本。同时，机器人可以24小时不间断地提供服务，增加店铺的营业时间，提高盈利能力。

⑤创新商业模式。人工智能足疗按摩机器人的出现，为足疗行业带来了新的商业模式。企业可以通过与健身房、酒店等场所合作，将足疗按摩服务融入其他行业中，拓展市场份额。可以扩大服务范围，为不同地区和不同年龄段的人群提供方便快捷的足疗按摩服务，从而拓展市场空间。

⑥管理和运营优化。AI可以通过数据分析和预测来优化管理和运营策略，提高店铺的运营效率和盈利能力。结合人工智能技术的数据分析能力，可以实现精准的市场分析和客户画像构建，为店铺提供更加科学合理的运营策略。

2. AI 赋能足疗按摩上门服务平台

（1）智能化客户管理

①智能化客户信息收集与分析。通过人工智能技术，足疗按摩上门到家服务平台可以建立全面的客户信息管理系统。该系统可以收集客户的个人信息、消费记录、服务需求等信息，并进行分析和挖掘。通过对客户信息的分析，可以更好地了解客户需求，为提供个性化服务打下基础。同时，还可以对客户进行分类管理，针对不同类别的客户制定不同的服务策略，提高客户满意度和忠诚度。

②智能化客户沟通与互动。人工智能技术可以实现智能化的客户沟通与互动。通过自然语言处理和语音识别技术，足疗按摩上门到家服务平台可以开发智能客服系统，快速响应客户需求，提升客户满意度。智能客服系统可以支持文字、语音等多种交流方式，实现与客户的即时互动。同时，还可以通过智能推荐和推荐算法，为客户提供更加个性化的服务建议和推荐，增强客户黏性和消费意愿。

③智能化客户关系管理。

人工智能可以帮助足疗按摩上门到家服务平台实现智能化的客户关系管理。通过客户画像技术，对客户进行细致入微的刻画，了解客户的消费习惯、需求偏好等特征。同时，利用智能化的客户满意度调查和反馈机制，及时收集和处理客户反馈信息，不断优化服务质量，提升客户满意度。此外，还可以利用智能化的营销推广系统，对客户进行精准营销和个性化推广，提高客户转化率和忠诚度。

（2）智能化技师管理

①智能化技师信息管理。人工智能可以帮助足疗按摩上门到家服务平台

实现技师信息的智能化管理。通过人脸识别等技术，实现技师考勤、行为规范等方面的管理。同时，根据技师能力和工作需求，智能化排班系统可以合理安排技师的工作时间，提高工作效率。此外，人工智能还可以对技师工作表现进行评估，为平台制订技师激励方案和培训计划提供依据。

②智能化技师培训与发展。人工智能可以帮助足疗按摩上门到家服务平台实现技师培训与发展的智能化。通过虚拟现实和模拟技术，可以开发智能培训系统，为技师提供更加便捷和高效的培训方式。智能培训系统可以根据技师的能力和需求，定制个性化的培训计划和课程，增强培训效果和效率。同时，还可以利用人工智能技术，对技师技能进行评估和提升，为平台培养更多的优秀技师提供支持。

③智能化技师服务质量监控。人工智能可以帮助足疗按摩上门到家服务平台实现技师服务质量的智能化监控。通过智能化的服务质量评估系统，可以对技师的服务过程和质量进行实时监控和评价。通过对技师服务质量的实时反馈和调整，可以提高其服务质量水平并减少服务中的不良情况发生。此外，还可以利用人工智能技术对服务流程进行优化改进，从而有效提升客户的满意度和忠诚度。

（3）智能化运营管理

①智能化订单管理。

人工智能可以帮助足疗按摩上门到家服务平台实现订单管理的智能化。通过智能化的订单管理系统，可以对订单进行统一管理和快速查询，提高管理效率。同时，通过对历史订单数据的分析，可以为平台制定经营策略提供参考依据，更好地满足市场需求。此外，利用人工智能技术还可以监测订单成本支出情况，有效控制经营成本，提高平台的盈利能力。

②智能化财务管理。人工智能可以帮助足疗按摩上门到家服务平台实现财务管理的智能化，提高财务管理效率、准确性和规范性。通过自动化账单处理、智能化税务申报等技术，提高财务管理效率，减少人力投入，同时降低出错率；通过对历史财务数据的分析，可以预测未来的营收情况，为平台的经营决策提供数据支持；同时利用人工智能技术，还可以监测平台的现金流情况，及时发现并解决潜在的财务风险。更好地保障平台的资产安全与稳定发展。

3. 足疗门店的智能化管理运营升级

（1）足疗店现状和痛点

目前，足疗店在中国市场的发展呈现出两极分化的特点：一方面，一些产业龙头企业依靠自身品牌优势和营销手段，实现了规模化扩张和高价值化变革；另一方面，大量小微足疗店个体经营模式无法形成统一的品牌效应和服务质量保障机制，面临合规问题、效率低下、客户数量下滑等痛点。足疗店的痛点主要集中在以下几个方面。

①效率低下。传统手工按摩需要人手操作，服务质量容易受到技师水平、服务态度等因素的影响，难以提高效率。

②服务质量参差不齐。足疗店个体经营缺乏品牌效应和科学管理机制，难以形成统一的服务标准和质量保障机制，存在服务质量参差不齐的问题。

③安全风险。足疗店服务涉及身体健康和安全，存在服务操作不规范、卫生条件不达标等安全风险问题。

④客户转化率低。足疗店在引流和转化客户方面存在困难，缺乏科学的市场营销手段和客户维护机制。

（2）未来趋势

未来足疗店的发展趋势主要包括以下几个方面。

①智能化升级。足疗店将逐渐采用智能化设备，提高按摩效果和服务质量，增加服务体验，实现数字化管理和运营。

②品牌化运营。足疗店将逐渐重视品牌建设和服务质量保障，构建品牌识别度和口碑效应，吸引更多消费者。

③线上线下融合。足疗店将进一步融合线上线下渠道，使用支付宝、微信等线上工具进行支付和预约，提高客户满意度和操作效率。

④差异化经营。足疗店未来将逐渐通过差异化经营，包括优质服务体验、高额回馈等方式，吸引消费者选择适合自己的品牌。

（3）如何用 AI 赋能

针对足疗店存在的痛点和未来趋势，可以考虑运用人工智能技术进行赋能。

①智能化升级。可以使用人工智能技术，例如智能机器人、运动追踪等技术，进行辅助按摩，提高按摩效果和服务质量。

②提高服务质量。可以采用人工智能技术，例如客户情感分析、数据挖掘等，构建服务质量保障机制，提高服务水平和质量。

③增强安全风险管控。可以使用人工智能技术，例如监测视频、人脸识别等，实现安全隐患监督和管控。

④倍增客户转化率。可以运用人工智能技术，例如数据挖掘、智能营销等，进行用户画像和营销数据分析，实现精准营销和用户维护。

总之，人工智能的应用可以覆盖足疗门店的各个环节，为门店带来更加智能化、高效化的管理和运营体验。

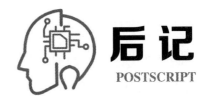

后记
POSTSCRIPT

　　光阴似箭，时不我待，新书《AI+大健康：健康管理智能化赋能与产业重构》终于和读者见面了，此刻，内心充满了感激和感动。经过一年半的聚焦专注和持续发力，终于完成了一部关于"AI+健康管理+大健康产业"三位一体的创新作品，并首次提出"AI健康管理+"概念。整个过程历经了无数次的探索、思考、写作和修改，似乎经历了一场深刻的冒险，也体验到了创作的苦楚与快乐。现在，当我看到本书的完整版付梓，感到十分欣慰与自豪。

　　本书出版之际，恰逢2024年两会胜利召开，我国政府工作报告首次提出，开展"人工智能+"行动。人工智能是新一轮科技革命和产业变革的重要驱动力量。"人工智能+"像极了十年前的"互联网+"，当前主要任务是，把过去互联网思维变成人工智能思维，把过去"互联网+"变成"人工智能+"，如果说十年前是"互联网＋一切"的时代，那么未来十年一定是"人工智能＋一切"的时代。在"人工智能+"的时代，未来"含AI量"会作为衡量一个行业和组织的重要考核指标，干部员工AI普及率，产品服务AI赋能率，业务流程AI再造率，正所谓无AI不成岗位，不懂AI寸步难行。

　　2024年初Sora的横空出世，这款由OpenAI公司推出的文生视频模型，给AI界再投下一枚重磅炸弹，被誉为可能将通用人工智能的实现从10年缩短到1年的突破。从GPT到Sora，从AIGC到AGI，从单模态到多模态，从单一智能到通用智能，大模型赋能行业应用正在蓬勃兴起。其在越来越多垂直行业场景上，通过大模型技术对现有生产、服务和管理方式进行升级，实现业务流程创新和再造，在降本提质增效的同时，实现人工智能技术与行业更加深度融合，实施大模型赋能千行百业广泛应用。

在"人工智能+"的时代，大健康产业正经历着前所未有的变革和重构，作为大健康产业从业人员需要重新定位自己的角色和使命，用 AI 思维提升对智能化岗位的认知，让 AI 成为健康从业人员的得力助手。AI 不仅重塑了整个产业的特性，更催生了许多新的职业模式。AI 健康管理师、AI 营养师、AI 健康讲师等作为新型健康职业岗位技能，在全民 AI 时代应运而生。

创作本书是缘于 2017 年的一个想法。当时正逢世健联举办第 70 期"健康管理+大健康产业"集训营，月月全国开班，期期千人爆满，本想写一本"健康管理+大健康产业"方面的书，后因工作太忙而耽误。最近两年人工智能很火，给写本书带来了全新的视角和动力。我有幸与国家卫生健康委员会产业经济学博士后赵艳华、美国乔治城大学数据科学与分析方向魏吕川两位作者携手共创，同时得到了澳大利亚悉尼大学数据科学专业魏吕杰和加拿大约克大学金融专业李遵宇的支持，他们在资料搜集整理和初稿校对方面，做了大量基础性工作。

在撰写本书的过程中，我们首先感谢那些在 AI 和大健康产业领域辛勤耕耘的专家学者，他们是我们创作的奠基石和助推器。同时我们也深切地感受到人工智能与大健康产业融合所带来的巨大潜力和机遇，关注到 AI 在大健康产业发展中所面临的数据安全与隐私保护、伦理与法律等问题和挑战。在写作过程中，我们参考了诸多专家学者的研究成果和经验，也与多位专业人士进行了深度交流与探讨。他们的研究成果和丰富的实践经验，为我们提供了宝贵的引导和启示。他们的智慧与热情，促使我们对该领域有了更深入的了解，也激发了我们对该主题的高度热爱与无限追求，让我们更加有信心将本书创作好。

其次，我们要感谢金师出版传媒和中国商业出版社的编辑，他们以专业的眼光和独到的见解，帮助我们将该主题打造成一部精美的作品。他们以严谨的态度和精湛的专业技术，为我们的作品提供了有力的指导和保障。

寸阴若岁，翘首企足。我们期待着本书能够启迪读者思想，获得读者认可，开启"AI+大健康"产业的欣喜之门，使所有人收获满满，同时也为大健康产业的智能化发展提供一定的参考和借鉴价值。当然，由于笔者的水平和时间有限，本书可能存在不足之处，欢迎各位批评指正。在新书付梓之际，衷心地感谢国医大师张伯礼、商界领袖冯仑、中国工程院院士樊代明、世界卫生组织健康教育促进研究中心顾问孙树侠先生等四位德高望重的推荐人，感谢我的同事及所有支持和关注我们的朋友，感谢他们默默陪伴我们走过这段惊险且快乐的创作之旅！

2024 年 3 月 18 日

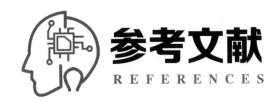

参考文献
REFERENCES

[1] 武留信，中国健康管理与健康产业发展报告（2022）[M]. 北京：社会科学文献出版社，2022.

[2] 侯胜田，中医医馆发展报告（2022）[M]. 北京：中国商业出版社，2022.

[3] 宋剑勇 牛婷婷，智能健康和养老 [M]. 北京：科学技术文献出版社，2020.

[4] 阎海峰 张艳辉，大健康产业创新前沿 [M]. 北京：北京大学出版社，2023.

[5] 王豫 樊瑜波，医疗机器人：产业未来新革命 [M]. 北京：机械工业出版社，2019.

[6] 吴兴海等，互联网＋大健康：重构医疗健康全产业链 [M]. 北京：人民邮电出版社，2017.

[7] 陈峥，与 AI 对话：ChatGPT 提示工程揭秘 [M]. 北京：电子工业出版社，2023.

[8] 闵栋，AI+ 医疗健康：智能化医疗健康的应用与未来 [M]. 北京：机械工业出版社，2018.

[9] 丁磊，生成式人工智能 AIGC 的逻辑与应用 [M]. 北京：中信出版社，2023.

[10] 田贵华 商洪才，智能中医学概述 [M]. 北京：人民卫生出版社，2021.

[11] 刘琼，ChatGPT——AI 革命 [M]. 北京：华龄出版社，2023.

[12] 丰年等，AIGC 创业第一站——数字人直播 [M]. 北京：电子工业出版社，2023.

[13] 王陇德，健康管理师 [M]. 北京：人民卫生出版社，2013.

[14] 杨月欣，公共营养师 [[M]. 北京：中国劳动社会保障出版社，2012.

[15] 刘天鹏，健康管理师培训教材 [M]. 北京：人民军医出版社，2006.

[16] 孙树侠，营养保健师培训教材 [M]. 北京：人民卫生出版社，2006.

[17] 李健等，精准医疗：未来医疗新趋势 [M]. 北京：中国纺织出版社，2019.

[18] 魏跃，中国营养师职业规划与实践 [M]. 北京：人民军医出版社，2008.